海派大师讲中医实录

临床篇

（上册）

主编　邹纯朴　张　挺
主审　陈　晓

全国百佳图书出版单位
中国中医药出版社
·北京·

图书在版编目（CIP）数据

海派大师讲中医实录. 临床篇. 上册 / 邹纯朴, 张

挺主编. -- 北京：中国中医药出版社，2024.12

ISBN 978-7-5132-9105-7

Ⅰ. R2

中国国家版本馆CIP数据核字第2024KW3587号

中国中医药出版社出版

北京经济技术开发区科创十三街 31 号院二区 8 号楼

邮政编码　100176

传真　010-64405721

三河市同力彩印有限公司印刷

各地新华书店经销

开本 787×1092　1/16　印张 13.5　字数 233 千字

2024 年 12 月第 1 版　2024 年 12 月第 1 次印刷

书号　ISBN 978 - 7 - 5132 - 9105 - 7

定价　118.00 元

网址　www.cptcm.com

服 务 热 线　010-64405510

购 书 热 线　010-89535836

维 权 打 假　010-64405753

微信服务号　zgzyycbs

微商城网址　https://kdt.im/LIdUGr

官 方 微 博　http://e.weibo.com/cptcm

天猫旗舰店网址　https://zgzyycbs.tmall.com

如有印装质量问题请与本社出版部联系（010-64405510）

严 序

中医学术流派的传承对中医事业的发展具有不可或缺的重要意义，没有继承就不会有弘扬和超越。海派中医是根植于上海特定的社会、经济、文化、医学背景而形成的，具有特定内涵和地域特点的中医文化现象，以来自全国各地以及在上海地域长成的名中医群体为代表，在传统与创新，包容与竞争，中医与西医的碰撞、抗争和交融中形成的中医学派别，具有"开放包容、海纳百川、和而不同、鼎新而变、不拘一格、锐意创新"等领风气之先的特质。"海派"既是一种社会文化现象，也是一种面向未来的发展模式。继承海派中医的这种特质，对促进中医药事业的发展具有重要意义。

中华人民共和国成立以后，海派中医弟子们，在上海乃至全国中药事业发展中发挥了重要作用。1956年，上海中医学院（现上海中医药大学，下同）成立，建院的元老大多是海派中医的佼佼者，如程门雪、黄文东、王玉润、章巨膺、石筱山、顾伯华、夏少农、徐仲才、朱小南、陈大年、陆瘦燕、杨永璇、张伯臾、金寿山、裘沛然等，他们都为上海中医药大学的发展做出了重大贡献。20世纪七八十年代，学校为了更好地继承海派中医的学术和教学经验，组织了当时学校和社会的一些著名海派中医传人和著名教授进行学术报告活动，并进行了部分录音，深得中医同仁的欢迎和赞誉。上海中医药大学基础医学院和图书馆的领导，为了更好地保存和传播这些名家名师的学术思想和经验，组织了一批中青年教师和研究生对这些珍贵的资料进行整理，并在尊重原意的前提下，进行了文字润色，层层审核把关，通过经年的努力，编辑成卷，遂成是书。

综观各家报告的内容，颇具特点。其一，名家的报告内容涉猎甚广，有《黄帝内经》及基础理论的经义演绎，有中药、方剂要义，有学习、解读、研究经典的方法，有对历代各家学术理论和临床成就的研究和发挥，不一而足，开阔了中医学术眼界，拓展了治学思路和范式。其二，深入浅出，结合自身经验体会，从临床实践出发，破解中医基础理论之奥窍，展示了从形而下到形而上、理论联系实际、阐发理论新意的课程内容、组织方法和授课方法，对提高中医基础理论教师和中医临床教师的授课水平具有良好的示范意义。其三，学术报告突显了各位专家倾其秘囊、穷其心智、传递精华、授道解惑、启迪后学、培育人才的拳拳之心，令人感佩。

为了中医药学及其事业得以代代相传，弘扬发展，今后应更广泛地组织开展此类学术活动，通过现代信息技术和网络优势，在更广阔的范围进行传授。重要的是要对不同受众设计出具有针对性的系列报告，包括传承型的、文化型的、进展型的、创新型的、方法型的等，为培育传承精华，守正创新，发展中医药事业的人才队伍，弘扬海派学术特色，做出我们应有的努力，其贡献必将彪炳千秋。

读书稿，得靓其成，弋获良多，有感而发，是为序，祈同道裁正是幸。

中华中医药学会原副会长
上海中医药大学原校长　严世芸
国医大师
2022 年 11 月 28 日

徐 序

我国的传统医学具有丰富的民族特色，不论是医学理论还是临床经验，都名家辈出，其学说孳乳，代有创新。

近百年来，上海为名医汇集地之一，亦是中医传承的重要基地。中华人民共和国成立前，上海中医专门学校、中国医学院等中医院校培养了许多名闻海内的中医大家。1956年，上海中医学院（现上海中医药大学，下同）成为全国首批建立的中医药院校。自开办伊始，学校即汇集了上海诸多中医名家，立德树人，培养出一批又一批的中医人才。薪火相传，当年许多老一代中医药专家的学生和助手，而今多数也已成为师承名家、学有所成的新一代名医。他们师生相承，在上海中医药大学这一片热土留下了许多精彩的华章。

基础医学院是上海中医药大学最早成立的院部之一，金寿山、张伯讷、殷品之、裘沛然等许多中医名家，都曾在学院任教任职。学院提出并秉持"勤求古训、博采众方、夯实基础、甘为人梯"的院训，以传承中医为基，以创新发展为本，为上海中医药大学创建世界一流大学做出了基础性的贡献。近年来，基础医学院为继承前辈学术经验，进一步培养中青年教师的学术能力，组织了中医基础学科的老师，将学校图书馆珍藏的建校以来诸多名家名师的讲座录音和视频，整理出版。这项活动既示名家们缅怀硕德之心，又展露出他们在新时代俯首甘为孺子牛的沉静胸怀和宁静致远的远大抱负。

斯书，实录名家讲座原貌，涉及中医基础理论、经典著作及临床各科，虽惜有不少名家未被收录，但窥一斑而知全豹，它记录了当代上海中医药教育在中医教育发展史上的奇光异彩，具有重要的学术价值和历史意义。

当前，中医药发展正迎来黄金时期，我们要赓续中医前辈的精神，谋求中医事业的创新性发展，本书的编著和出版是向着未来迈出的坚实一步，期望诸位老师继续勠力同心，不吝惠赐佳作，使上海中医药事业展现出更加辉煌灿烂的前景！

上海市人民代表大会教育科学文化卫生委员会主任委员

上海中医药大学原校长

上海市医学会会长

上海市医师协会会长

2022 年 7 月 28 日

胡 序

"生活的全部意义在于无穷地探索尚未知道的东西，在于不断地增加更多的知识。"——爱弥尔·左拉，法国小说家、理论家，著有《萌芽》《小酒店》《金钱》等。

诞生于华夏大地的中医学，秉承"天地人"的整体理念，扶正祛邪，阴阳混元，精要中不失大气，坚守中融合新知，护佑了一代代中华儿女的繁衍发展。在日益发达的现代社会，面对人们的生活方式和疾病谱的重要变化，面对困扰现代人的新老传染病肆虐，面对肿瘤、心脑血管疾病和各类精神障碍性疾病高发对人类健康的威胁，整理挖掘蕴含中医学丰富的理法方药理论和博大智慧，并不断将"六经之旨"转化为"当世之务"，仍然是值得不断探索的重大命题。中医药在抗击世纪疫情过程中，精锐尽出，与各路医务同道一起，延续已有，创新作为，全程、全方位深度参与防疫干预、临床救治、病后康复、科学论证各个环节，表现不凡。中西医并用，"截断扭转"危急重症也彰显优势，在实践中又让我们对经典方药有了更多更深的体会，或者讲纠正了很多对中医药理论的审美"疲劳"和"误区"。

中医药的理论与科学的精华，不仅留存在经典之"文"中，还体现在一代又一代医家前贤之"献"的鲜活实践里。坚持"传承精华、守正创新"，总结和推广名老中医的学术思想和临床经验，造就一批后继有人、后继有术的中医药队伍是传承中医精华、弘扬中医传统的应有之意。

"海派中医"是海派文化的重要组成部分，以"开放、兼容、吸纳、创新"为学术特点，以"名医荟萃、流派纷纭、学术争鸣、中西汇通"为主要特征，成为近代中医学史上的一个独特现象。以丁甘仁、夏应堂、谢观、章次公等为代表的医界翘楚，他们不仅是中医理论家、临床家，还是当代中医教育的先驱者，培养了一大批的海派中医人才。中华人民共和国成立后，以程门雪、黄文东、王玉润院长，以及第一届国医大师裘沛然、颜德馨、张镜人教授等为代表的医家们，延续了海派中医的宗旨和精髓。他们或登上讲坛，传道授业，或著书立说，解惑释难，或投身临床，探赜索隐，在不同的领域形成自己的学术特色与风格，丰富了海派中医的学术内涵，深刻地影响着全国中医界的学术发展。

把前辈名家授课音像资料整理出版，这是我在大学工作之时，严世芸老校长与很多老师的共同愿望，但这个想法总未能全面实现。现上海中医药大学基础医学院夏文芳书记主动请缨，组织了一批师生对录音资料进行了系统整理，并编辑出版，以期让更多的中医人从海派中医大师的教学中汲取养分，并研究和继承其精髓。大师们既有丰富的临床经验，更有深厚的经典功底。大师们授课资料的整理出版，特别是他们对中医经典的阐释解读，为中医后学们提供了学术养料，对促进中医人才的发展必将大有裨益，也会让我们体验到上海中医药大学的前辈们追求卓越、惟精惟一的学者风范，感受到名师投身教书育人、宅心淳厚的温度。我想这是对基础医学院建院六十周年一种最好的纪念。

读书或不能速求甚解，需要循序而至精。但正如段逸山教授讲的，学习中医典籍要读懂字上之义，更要读通字下之义。通过学习本书，也会发现与前辈相比我们需要狠下功夫的地方。我想读大家论述，还要与深化国学素养并进。以研读《黄帝内经》来讲，可以体会到《大学》修身、齐家、治国、平天下，道德修养，以人为本，人与社会、天地人的精诚之要；有《中庸》"博学之""审问之""慎思之""明辨之""笃行之"的科学求真学习之道；有《论语》辞约义富，浅近易懂，用意深远，雍容和顺，纡徐含蓄，简单的对话和行动中展示人物形象的特点；有《孟子》类比推理，案例叙事的策略逻辑；有《诗经》的辞藻之美与生活场景；有《尚书》的"惟精惟一，允执厥中"十六字心传的最佳路径；有《礼记》和谐之道，体现于必先五胜，调畅气血，以致中和的条文中；有《周易》医者易也，变化之道的科技哲学；有《春秋》笔法与留白之妙。我们要领悟中医药奥旨和生命规律，就要有"钻进古人肚子里"的意境和历史"穿越"，当然及时从临床与科研实践中获取印证更是不可或缺的。

上海正在全力建设国家中医药综合改革示范区，创新推动中医药学术发展是时代赋予上海中医人的共荣使命和神圣职责。

九万里风鹏正举，成大事，望东南。

是以为序，岁在壬寅夏日。

上海市卫生健康委员会副主任
上海市中医药管理局副局长
中华中医药学会副会长
上海市中医药学会会长　　胡鸿毅
《辞海》分科（中医卷）主编
上海中医药大学附属龙华医院消化科主任医师
2022 年 8 月 28 日

前　言

　　《海派大师讲中医实录》一书，收集整理了上海中医药大学图书馆珍藏的一批中医名家讲座录像、录音资料。这些名家长期在上海地区从事中医临床、教学和科研工作，学验俱丰，是海派中医的代表人物。20世纪80年代，上海中医药大学开设中医系列讲座，他们应邀登上讲坛，阐发经旨，讲述经验，为中医学术传承和人才培养做出了重要的贡献，也留下了这批宝贵的录像、录音资料。

　　中医学的发展，要传承精华，守正创新，这是一个历久弥新的话题。老一辈的中医专家们，已经为我们做出了绝佳的榜样。他们深研经典，融汇新知，精心临床，勇于创新，这套《海派大师讲中医实录》就记录了他们在守正创新的过程中的点滴心得。抗心希古，任其所尚。在中医药事业蓬勃发展的当下，我们不仅要继承老一辈中医名家的学术经验，更要学习他们潜心学问、钻研临床的崇高精神，薪火相传，为中医药事业的传承发展再做贡献。

　　《海派大师讲中医实录》分为基础篇（上、下册）和临床篇（上、下册）二部四册。基础篇按照内经、中医基础理论、中医诊断、中药、方剂、伤寒、金匮、温病、各家学说的次序，临床篇按内科、外科、妇科、儿科、五官科、针灸科的次序，共收录了32位名家的讲座实录。这些讲座深入讲解中医经典，解析临床病症和治疗方法，都是各位名家的心得之谈。其中提出的不少思想、方法，对今天的临床仍有指导价值。

应当说明的是，本书收录讲座首以内容为序，次按长幼序齿。书中诸位名家出现的先后次序与其学术地位无关。

为体现"实录"的原汁原味，对讲座内容基本不做删改。编者为每个讲座添加了内容提要和分节标题，涉及古籍引文的，均按通行本修正补全，以便于检索阅读。

本书在编写过程中，得到了上海中医药大学科技处、图书馆的大力支持，还有许多本科同学参与了本书录音整理、文字输入的工作，在此一并致谢！

由于编者水平所限，书中不妥及疏漏之处在所难免，仁候广大读者补充完善、批评指正。

上海中医药大学中医学院

2022 年 8 月

目 录

◆ 黄文东讲座实录 ◆

◆ 王玉润讲座实录 ◆

◆ 王正公讲座实录 ◆

◆ 吴翰香讲座实录 ◆

◆ 席德治讲座实录 ◆

◆ 徐嵩年讲座实录 ◆

◆ 姚培发讲座实录 ◆

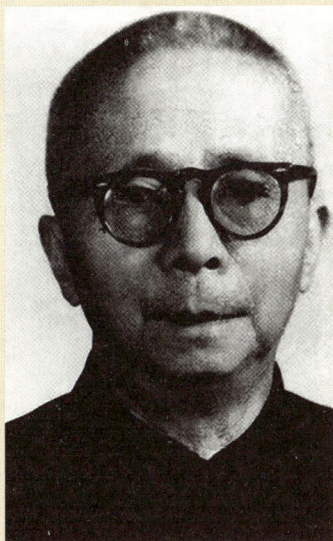

黄文东简介

　　黄文东（1902—1981），字蔚春，江苏省吴江市（现江苏省苏州市吴江区）人。当代著名中医理论家、临床学家和教育家。黄文东天资聪慧，14 岁以优异成绩考入上海中医专门学校，受业于孟河名医丁甘仁门下。1921 年，以首届毕业生第一名的成绩毕业，之后回故里行医。1931 年，应母校校长丁济万之邀，返校任教务长，主讲中药、伤寒论、金匮要略、名著选辑，以及中医妇科、儿科学等课程。中华人民共和国成立后，主办上海市中医进修班、中医师资训练班，历任上海市第十一人民医院内科主任、上海中医学院（现上海中医药大学）中医内科教研组主任、上海中医学院附属龙华医院中医内科主任。1978 年起担任上海中医学院院长。曾任中华全国中医学会（现中华中医药学会）副会长、上海分会理事长，中华医学会上海分会副会长，上海市第三、四、五届政协委员等职。1978 年出席全国科学大会，被选为主席团成员。

　　黄文东一生博采众家之长，对《黄帝内经》《难经》和仲景学说深有研究，认为李东垣"脾胃为后天之本"的学术观点乃治疗许多慢性疾病之肯綮，临证以调理脾胃为先，治疗久病不愈、体质亏虚者之外感内伤各类杂病，均应脾胃兼顾，以治其本。临床擅长治疗各类消化系统病证，辨治过程中善取各家之长，以轻灵之方、平淡之剂，屡见显效，为同道和学生所称颂。

黄文东忠诚中医教育事业，精心培养中医人才。他的教学深入浅出，联系临床，生动易懂，强调重点要突出，难点要攻破，疑点要剖析，深受学生爱戴，辛勤执教 50 余年，学生遍及海内外。黄文东平生著述颇多，撰有《丁氏学派的形成和学术上的成就》《黄文东医案》《黄文东论脾胃病》《李东垣学说探讨》《金匮新辑》等，曾担任《中医内科学》教材主编。

黄文东学验俱丰，书画俱佳，曾书对联"徐灵胎目近五千卷，叶天士学经十七师"，为自己的写照。

第一讲　论李东垣

内容提要

本讲通过对李东垣的著作《脾胃论》中数篇文章的讲解，阐明了李东垣的学术思想和用药经验。李东垣所提出的"脾胃元气论"的思想内涵丰富，既是补中益气汤等诸多《脾胃论》名方的理论基础，又是推动后世脾胃学派发展的力量源泉。黄文东在这次讲座中通过对原文的解析，深入浅出地介绍李东垣的学术特色。讲解过程中，他既密切联系临床实际，也通过夹叙夹议的方式强调了中医文献整理和挖掘工作的重要意义。

同志们，今天我讲的主题是"继承整理李东垣学说的几点体会"。两年来，我一方面整理了一些医案（临床方面的一些经验），另一方面整理了古代医药文献。我从 1975 年开始整理医案，1976—1977 年两年间除了整理医案外，还整理了李东垣的学说。对这两年中我做的一些工作，同志们也非常关心，今天向同志们把我整理的内容简单扼要地进行汇报。

我今天讲的内容是古代文献，可能没有同志们想象得那样精彩，而且，今天主要是想听听大家的意见。所以，我特别建议同志们多找缺点，哪里讲得不太妥当，或者哪些地方有错，都可以指出来。我将从各方面听取意见，以便更好地开展以后的工作。

首先，我把李东垣的学说简要介绍一下，然后选取《脾胃论》中的数篇文章进行分析和探讨。

一、李东垣学说简介

李东垣（1180—1251），名杲，字明之。他生长在南宋末年，金元间真定（今河北省保定市）人，为金元四大家之一。

（一）金元四大家

金元四大家（医学家），一是刘完素，又名刘河间。河间学说主要是清凉解热的方法，大概他那时所看的患者偏热的病证比较多。对火的疾病、热的疾病和急性发热的疾病，刘河间比较擅长，属于寒凉派。二是张子和，又名张从正，属攻邪的一派，擅用汗、吐、下这些攻邪的方法去解决一些疾病，主要针对实证。刘河间主火，张子和主攻。三是李东垣，又名李杲。李东垣补脾胃，属补土派，土就是脾胃。四是朱丹溪，又名朱震亨，属滋阴派，注重滋阴。这四位医家的学说各不相同，各有派别。他们每个人各有擅长的方面，但他们每个人所看的病不单单是某一类疾病，而是许许多多的疾病。我们只能说金元四大家各有派别，也各有特色。

（二）中医文献整理的意义

今天之所以选择李东垣来分析，其主要原因有二：第一，平时师生讨论中觉得金元四大家中刘、张的观点适合用于一些急性病。但临床常见的慢性病，我们每天接触得更多，门诊上碰到的大多数患者都是慢性病。慢性病不仅是脾胃病，还包括心脏病，肺、肾、肝等各个方面的一些疾病，总之慢性病比较多。因此，我想针对慢性病将李东垣的学说整理一下，以便临床上可以应用。第二，许多学员反映，看古代中医书有困难，经常问我们老医生："你们从前看啥书，看啥书好和实用？"我们介绍比如《黄帝内经》《伤寒论》《金匮要略》一定要读，一些本草、方剂类图书也要读，各家学说也要读一些。我们知道，李东垣学说着重脾胃方面，但过去对李东垣也没有深刻的认识。通过整理这本书，反复多看，首先要将这本书的内容熟读，否则无法着手写稿。通过这样编写与讨论，对我本人来说也有所长进，见识方面比过去有所提高。因此我认为整理古代医学文献对我们老中医来讲也能够增长见识。对青、中年医生来说，也可以增长知识，特别是青年一代看古代的医书有困难，古代这些东西看起来比较陈旧，像老古董，有些地方不太好解释，也解释不出，有些字也不太认得。因此，整理古代文献很有必要，特别是我们老中医应该在这方面多加投入。

今天借这个机会向领导呼吁这个问题，我想老中医已经年纪大了，青壮年医生正是要上来的时候，中医书看不懂，这是个大问题。中医书应该看得懂，那么好的中医书可以看，看不懂的话怎么办呢？除了《黄帝内经》《伤寒论》《金匮要略》以外，一般医生看书只不过随意地翻一翻，感觉不太易懂就放下不看了。实际上年纪大的医生看得也比较少，但还是看了一些。

所以今天我要把这些工作承担起来，着手做这项工作，以便青年一代能够继承古代前辈的宝贵经验并应用于临床。正如毛主席所讲的"古为今用"，要能够应用于临床，为广大劳动人民服务。我呼吁一下，希望大家能够重视这个工作，大家一起来搞。比如我擅长这方面的，我看啥书能够把看的书整理出来，将来大家看起来就容易了。众志成城就有成就，希望各方面大家一起行动，古代医学文献整理就能发挥其积极的作用。特别是毛主席讲："中医药学是一个伟大的宝库，应当努力发掘加以提高。"如何将祖国医药文献整理、发掘？毛主席讲这个宝库要继承下来，宝库里有许多好东西要继承，同时要努力发掘，要靠我们这些人去努力，不懂的人是没法努力的，无从着手。发掘之后要整理，并通过临床实践加以提高。先从理论上学习，理论指导实践。这些工作作为中医学院的附属医院来讲要负责任，中医学院应该领导这项工作。我想利用这个机会把这一问题拔高一些，希望大家能够重视起来。

（三）李东垣著述概览

接下来讲金元四大家之一的李东垣，他的学说着重从《黄帝内经》和《扁鹊内经》这两本书中引用了大量的内容。李东垣当时跟随老师张元素（字洁古）学医，张元素重视脏腑辨证及扶养胃气的思想，并对古方有所创新。张元素认为，从前用的药现在不一定适用，古方和今方不完全一样，不能随意把古方拿来今用。张元素是李东垣的老师，他根据古方，掺夹自己的意见，把古方改造一下，变成新的方法，这也是一种革新的思想。

李东垣生活的年代正是战乱时期，军阀混战，社会动荡，人民面临饥荒劳疫，颠沛流离，生活艰苦，会生许多疾病（包括很多的流行病）。大乱时期多有大疫，也因为当时的卫生条件和卫生意识不足，造成瘟疫横行的局面。当时社会发生脾胃病的情况比较多，李东垣接触的脾胃病也比较多，故他着重从脾胃方面来进行自己的著述。他在长期实践中总结，并有所创造，不是墨守古方，也不全盘照搬，而是有所发明。李东垣所著的几部书中，就包括治疗脾胃疾病的一些方法和方剂等。

有本著作叫《东垣十书》，但这十部书不全是李东垣的著作。李东垣主要有三部著作：一是《内外伤辨惑论》，二是《脾胃论》，三是《兰室秘藏》。他写的第一部书是《内外伤辨惑论》，接下来是《脾胃论》，到晚年他写了最后一部《兰室秘藏》。《兰室秘藏》里面有内科方面的疾病，有妇科病，也有小儿科病，还有外科方面的疾病。李东垣是内科医生，外、妇各科疾病他也都能治疗。这三部书的内容，有东垣论，有东垣方，有论有方，比较丰富。

整理很有必要，如果不整理这三部书就很难发现其中的关系。首先，这三部书重复的地方比较多，他在写后面那部书的时候想到前面一部书没有写进去的内容，又在后面一部书中加以补充。书中有些内容可能没有用处，因此我们可以去粗取精。其次，这三部书不是完全独立的，是有联系的。如果不把三部书整理一下，单单看一部觉得没太大意思，但三部书联系起来看，把重复的东西拿掉，看起来就井井有条了。再次，整理这三部书也有难度，看起来差不多。比如对某一个问题，第一部书会讲，第二部书也会讲，到底哪儿不同呢？如果不整理是不容易看出来的，一定要把它们联系起来加以整理，或根据《东垣十书》中这三部著作进行整理。最后，李东垣除了写了这几部书，还写了其他几部书，可惜已经失传了。他写的书有伤寒方面的《伤寒会要》，有《东垣试效方》，有《用药法象》，还有讲脉象的《脉诀》等。他的书涉及许多方面，有十几部书。这三部书是容易找到的，其他书相对难找，我们只能去粗取精，把李东垣主要的三部书联系起来整理。

我编写的内容分为三个部分。

第一部分：内外伤辨。讲述内伤病与外感病的区别，是根据李东垣的《内外伤辨惑论》来展开的。

第二部分：论著与方剂。《内外伤辨惑论》中有几篇论著，也有方剂。《脾胃论》中有医论，也有方剂。《脾胃论》中医论比较多一些。总的来讲，李东垣本人所写的医论大约有30篇，整理出来十几篇，有些是重复的，有些已经不大好解释了。李东垣的方子比较多，除去重复的，我们统计了一下，一共有169个方子，比如大家比较熟悉的补中益气汤。李东垣不仅有这一首方子，还有许多方子，加上重复的有二三百首方子。我们把论著挑选一下，取其一半。方子169个，我们不全部写上去了。医案方面，挑选比较有系统性、比较切合临床实际的放进去。

第三部分：医案汇编。李东垣在《脾胃论》中有四个医案，在其他著作中还有七八个医案，包括经过他本人治疗以及他本人生病的案例。这部分内容会联系到李东垣学生整理的医案，以及学习继承李东垣学说那些人的医案，也会联系到近代叶天士的医案（叶天士用了李东垣不少方法），还会联系到我们自己临床上应用李东垣学说的一些医案。

现在把整理过的东西拿出来供大家研究参考。整理过程中我经过两年多实践，写成初稿，没有完稿，在整理过程中交流起来。首要一点是，李东垣学说中看重什么东西？他突出"人以胃气为本"，这个观点出自《黄帝内经》，并非李东垣所提出。李东垣把这个观点从《黄帝内经》里引出来，说明胃气的重要性。还有其他一些论点，是李东垣本人特有的观点，下面通过对《脾胃论》中数篇原文的解读加以探讨。

二、《脾胃论·饮食劳倦所伤始为热中论》解读与体会

（一）解读与体会

> 古之至人，穷于阴阳之化，究乎生死之际，所著《内外经》，悉言人以胃气为本。

"饮食伤脾胃""劳倦伤脾胃"，这个论点在李东垣的三部著作中都有提及。《内外伤辨惑论·卷中·饮食劳倦论》中指出："人以胃气为本。"这个观点其实来自《黄帝内经》。李东垣着重讲这一问题，不单有饮食方面的"得谷者昌，失谷者亡"（意思是能够吃东西就可以活，不能吃的话一般就不行了），还有脉象方面，即把脉时要注意是不是有胃气？什么脉象是有胃气呢？健康人的脉搏应该有比较和缓的充盈之气，这是一方面。此外，看患者胃气的情况，还要看三点：一看饮食，二看精神状态（是萎靡不振还是精神尚可），三看面色是否有光泽（是枯槁的还是光泽的）。对我们医生来说，治病应以胃气的有无为关键。考察患者是否有胃气？包括看面色、切脉、看症状、看舌苔。有舌苔就有胃气，如果舌光无苔（即没有胃气），提示疾病较重。

治病必求于本，从胃气方面来考虑，牵涉两个问题。我们经常说：脾是后天之本，肾是先天之本。似乎最重要的就是脾和肾，实际上脾包括胃（胃气），也包括饮食入胃的问题。进一步来讲，脾胃病进一步发展就要伤到肾，如果肾伤而根本动摇，生命就有危险了。脾胃（胃气）是人身生命的重要组成，我们就要先看有没有胃气？假使胃气尚存，这病就会好。如果胃气不存在，这病将越来越厉害，发展下去，这病就不单单在脾胃了，而是身体各个方面都有问题，到后来五脏俱病，即从胃进一步发展到其他各脏腑。所以，胃是关键性的问题，因此，李东垣特别提出来"人以胃气为本"的观点。李东垣突出"人以胃气为本"的观点，并不是说人只要胃气，其他都不要了，因为身体各脏腑都有联系，息息相关。

> 盖人受水谷之气以生，所谓清气、营气、运气、卫气、春升之气，皆胃气之别称也。

"盖人受水谷之气以生"，意思是人靠吃下去为生。"所谓清气、营气、运气、卫气、春升之气，皆胃气之别称也"，此处李东垣提出许多气的名称，包括营气、卫气、春升之气等。中医基础理论中归纳起来，其实通俗地讲就是胃气。

> 夫胃为水谷之海，饮食入胃，游溢精气，上输于脾，脾气散精，上归于肺，通调水道，下输膀胱，水精四布，五经并行，合于四时五脏阴阳，揆度以为常也。

一个人靠饮食生活，吃下去的东西到胃，通过胃肠消化吸收，把津液输布五脏。这一段文字我不详细解释了。古代的讲法与现代的生理学、解剖学的讲法不同，其生理功能有些地方也不完全一样。大体上的意思是饮食吃下去化为精微，输布全身各处，营养五脏六腑。

> 若饮食失节，寒温不适，则脾胃乃伤。喜怒忧恐，损耗元气。

"若饮食失节，寒温不适，则脾胃乃伤。"这里讲人为什么生病呢？假使饮食不调和（或）冷热不调均会伤脾胃。"喜怒忧恐，损耗元气"，意思是说，导致疾病的原因除了饮食、寒热等因素之外，还有情志方面的因素（外因六淫、内伤七情，还有不内外因方面）。饮食吃下去不慎会生病；内伤七情，喜怒忧恐也会生病。当时的人民受惊、受苦非常多，情志方面也不是很舒畅。致病原因一是劳逸，二是饮食，三是情志。这样串起来一起作用的话，既损伤脾胃，又损伤元气，主要会伤身体的元气。

> 　　既脾胃气衰，元气不足，而心火独盛。心火者，阴火也，起于下焦，其系于心。心不主令，相火代之。相火，下焦胞络之火，元气之贼也。火与元气不两立，一胜则一负。脾胃气虚，则下流于肾，阴火得以乘其土位，故脾证始得，则气高而喘，身热而烦，其脉洪大而头痛，或渴不止，其皮肤不任风寒，而生寒热。盖阴火上冲，则气高喘而烦热，为头痛，为渴，而脉洪。脾胃之气下流，使谷气不得升浮，是春生之令不行，则无阳以护其荣卫，则不任风寒，乃生寒热，此皆脾胃之气不足所致也。

　　此处提出了阴火的概念。什么是阴火？我们从来不讲阴火，火就是火，总归属阳而不属阴。阴火的概念是李东垣提出的。阴火是从哪儿来的？"心火者，阴火也"，说明阴火从心火发生。"起于下焦，其系于心"，这里的下焦实际上指肾、肝方面。心不主令，相火代之。心是行使者，心是主要的器官，心假使不能行使它的令，相火就要来了。"相火，下焦胞络之火，元气之贼也。"相火从下焦来，包络之火夹在里面不太好解释。相火从下焦来，可从肾方面考虑。包络之火应该在上面心的位置，因为心外面有一层包络。这里有疑点，不能照它来解释。

　　一个心火，一个相火，这二者统称阴火。"元气之贼也"，说明阴火不是平常那种正常的火，是伤元气的东西。"火与元气不两立"，这也是个论点，一个是阴火问题，一个是火与元气不两立的问题。什么叫"火与元气不两立"呢？有了火，元气受伤。火更旺，元气更衰，元气更衰，火更旺，如此恶性循环，到最后不行了。"不两立""一胜则一负"就是不能两方面同时存在的意思。

　　接下来讲阴火的症状，我们可根据症状来解释阴火。李东垣讲的阴火一个是心火，一个是相火。"火与元气不两立"讲阴火伤害元气。阴火的症状有气喘、烦热、头痛、口干渴、脉洪大等。"此皆脾胃之气不足所致也"，这"皆"字是"都"的意思，意指上述症状都由脾胃之气不足所造成。这段原文没有全部引入，只是简明扼要地概括其主旨。《饮食劳倦所伤始为热中论》里特别提到阴火的问题，就是说在脾胃虚弱的情况下出现这种心火独盛的情况。脾胃虚弱了，我们可以看到脾胃虚弱的症状，同时也看到心火旺的症状，所以叫它阴火。

> 然而与外感风寒所得之证，颇同而实异。内伤脾胃，乃伤其气，外感风寒，乃伤其形。伤其外为有余，有余者泻之，伤其内为不足，不足者补之。内伤不足之病，苟误认作外感有余之病，而反泻之，则虚其虚也。实实虚虚，如此死者，医杀之耳！然则奈何？
>
> 惟当以辛甘温之剂，补其中而升其阳，甘寒以泻其火则愈矣。经曰：劳者温之，损者温之。又云：温能除大热，大忌苦寒之药，损其脾胃。脾胃之证，始得则热中，今立治始得之证。

下面讲治法，这里谈谈我自己的看法。学习古代中医文献，不是像其他学科那样只写注释，也不是写李东垣学说的注释，或照他的原文解释一遍。因为有些东西费很多时间也解释不通，所以主要是学以致用。我在此把《脾胃论》里的重点内容摘出来进行解读，其他一些繁琐的东西，比如金、木、水、火、土之间的相克、相生等我们不谈了，这些内容绕来绕去也讲不清楚。

我们回顾一下讲过的内容。《脾胃论》引用了《素问·经脉别论》中"饮入于胃，游溢精气，上输于脾，脾气散精，上归于肺，通调水道，下输膀胱，水精四布，五经并行，合于四时五脏阴阳，揆度以为常也"之内容并加以解释。这段论述是讲脾胃功能和其他脏腑的关系。主要讲饮食入胃，水谷被消化吸收的过程。饮食入胃后，主要靠脾的运化，经脾胃的运化，清气能够上升，浊气能够下降，随着水谷之气的充盈，一个人能够生长。脾胃是生化气血的源泉。因此，脾胃是后天之本，此处证实胃气的重要性。

接下去指出，饮食失节、饮食不调匀、寒温不适当、喜怒忧恐和劳逸过度等各种因素损伤脾胃，从脾胃影响其他各脏，形成各种内伤疾病（不单单是脾胃的疾病）。

下面提出了一个问题，现在临床上是否会碰到阴火这种情况？现在，我们即使碰到也不会叫阴火。阴火一般指脾胃虚弱还有火。火从哪儿来？从心来，阴火即心火（君火）。之后，还提到一个相火的问题，相火代君行令。李东垣提出："相火，下焦胞络之火，元气之贼也。"胞络应指心包络（上焦）。原文下焦胞络之火恐怕有错误，胞络之火应该在上焦，所以我们不要去解释火从下焦来。或者认为相火寄于肝肾（相火从肝肾当中来），平常在脉案中有些相火妄动（相火不应该动而动了叫相火妄动）可以导致遗精这类症状。讲心火及相火的问题时，相火不经常用，相火寄于肝肾。肝之中有肝火，肾之中的火是肾火，偏于心火，或者相火接近君火、胞络之火。有的书上说相火就是胞络之火，有的说相火寄于肝肾。《景岳全书》中有篇《君火相火论》，强调了相火藏于命门（命门之火），张景岳叫它相火。他对李东垣的"心不主令，相火代之。相火，下焦胞络之火，元气之贼也"有不同的看法。他认为邪火可以贼，相火不可以贼也。

体质虚弱，火乘内虚，虚弱的人往往胃里面有火。胃里的火有的是虚火，也有的不是虚火，讲起来外邪为火总是实火。胃里的实火，可用苦寒的药清火。所以，胃里的火有虚有实，外面来的火应该讲是邪火、实火。身体虚弱的人往往会出现心肝火旺的情况，如果此人身体虚，火气倒不大，脾气不是十分急躁，这比较好些。如果此人身体已虚，再加上一个心肝之火很旺，晚上睡不着觉，夜里脾气非常急躁。这类人心肝之火特别旺，对身体来说，整体上确实有损害，这时称这火是"元气之贼"，可以理解。

"火与元气不两立，一胜则一负。"这两句话就是说心肝火旺与元气不足两者相斗争的时候，或者火更加旺而正气更加衰，或者正气慢慢恢复而火慢慢平下来，大致有这样两种情况。常常碰到身体虚弱的人带有心肝之火：一种病越来越厉害，火更加旺；另一种火慢慢退下来，身体逐渐恢复了。问题是如何转化？转好还是转坏？我们医生应尽力使患者好转，由危转安。

这一篇是《饮食劳倦所伤始为热中论》的内容，在此加了注释，讲了意义，又谈了谈我们的看法。这里讲的阴火就是心火和相火，相火包括肝和肾，不是指命门之火。

（二）治法

上面讲了一些症状，接下来是治法。治疗阴火，李东垣有两张方子。一张方子是补中益气汤，这张方子大家比较熟悉。第二张方子是朱砂安神丸，这个大家也比较熟悉，睡眠方面的问题经常用。我们从这两个方子出发，再来解释上面阴火的问题。

补中益气汤组成：黄芪5分至1钱（1.5～3g），甘草（炙）5分（1.5g），人参、当归身、白术、升麻、柴胡、橘皮各3分（0.9g）。

功用：补中益气，升阳举陷。

从补中益气汤几味药的配伍可以看出来，其主要功效是甘温补中、升其清阳。甘温补中用黄芪、党参、白术、甘草，升其清阳就是升麻、柴胡，还有当归、陈皮，一共八味药。大家觉得这张方子的配伍非常好，包括了气虚方面的药，也包括了血虚方面的药，还包括了使清气能够上升的药物。它的应用非常广泛，治疗内脏下垂时用得很多，妇科方面子宫下垂也用它，内科方面肾下垂、胃下垂等都用它。这张方子一方面是补脾胃、补气血，另一方面是升清阳。它的几味药是甘温补中的，实际上甘温的药，不是热的药（没用热性药）。升其清阳使阳气上升，但升麻、柴胡用得并不多（用量少）。我对升麻、柴胡还有一些看法。因为，在李东垣的方子里，有时候升清阳，不单单用升麻、柴胡，还用羌活、独活、防风、葛根等一些祛风药。我们要知道这种药李东垣用得不多，不是主要药，而是作为辅助药。辅助药是什么意思呢？意思是一个可以升清阳，还有一个是可以鼓舞胃气。人以胃气为本，药吃下去要能够滋补，药力要能够输布其他方面发挥作用。我觉得有时药开得对的，药也开得较重，应该讲吃下去能有效，但有时候吃下去却没啥用处，这问题在啥地方呢？我们讲用药应该对证下药，有是病用是药，有是证用是药，而不能跳过诊断来用药。如果用药用得很重，药到了胃里也不能发挥作用。李东垣考虑到这点，患者本来脾胃就比较虚弱，如何使药吃下去能发挥作用呢？

李东垣用黄芪、当归、人参、羌活、葛根等来鼓舞胃气，使药力能够输送，让吃下去的药能发挥效力。补中益气汤可以归纳为三点：甘温补中，升其清阳，鼓舞胃气。假使同时有火旺的症状，应加一些泻火滋阴的药。火旺加黄柏泻阴火，加生地黄能滋阴。滋阴降火可以加到补中益气汤中去。如果还不够，进一步可加朱砂安神丸。这患者火旺，有怎样的症状呢？失眠症状，睡不着，心火比较旺，所以用朱砂安神丸。补中益气汤可加黄柏、生地黄，也可合朱砂安神丸一起用。

以李东垣的方剂组成推断，我们能比较全面地了解阴火是什么，李东垣所说的阴火也包括心火。朱砂安神丸中用黄连、朱砂以清心火，用黄柏泻相火；用生地黄滋阴。滋阴加进去，清心火加进去，泻相火的药也加进去。补中益气汤加了这些药，说明脾胃虚弱的同时有阴火，要清心火要泻相火要滋阴，这样来应用；也说明治疗阴火要清心火、泻火并滋阴药同用。合起来构成这样一张方子，来解决火与元气相克、火与元气不两立的问题。这样联系起来可以说明李东垣《脾胃论》里面主要论点的来龙去脉，阴火及火与元气不两立这些主要内容。

（三）病案

这里举一个病案，不然有人会问临床上碰得到吗？虽然不是很多，但我们会碰到这种病案。在此说明一下，用补中益气汤的患者大多是脾胃虚弱的人，多表现为腹泻、食少、疲乏、精神倦怠等，以上这些情况并无火象，进一步可转变为阳虚。脾胃虚一般从虚寒方面转化，应该用温补的药，从甘温补中开始，一直到辛温补阳，到补肾为止，是这样一个过程。腹泻若重，从补中益气汤到理中汤，不行加炮姜，再不行加附子、加肉桂。

假使夹一点阴火在其中，我们临床上看到的比较少。

我在临床碰到一位年纪并不大的男性患者，来看病时 24 岁，初起阶段大便溏薄，一天二三次（也不算多），这种是结肠的问题，大便溏薄是脾胃虚。患者这情况从 1971 年开始到 1976 年来看病有五六年了，病不算重但存在，药倒吃了不少，西药、中药都用了，但这疾病仍然存在。这患者除了大便溏薄之外，还有一些一般不太碰到的症状。他自述吃东西不能吃得太热，吃得温一些，冷一些，吃下去比较舒服。如果热的饭或汤，一吃头上就要冒火，感觉汗冲到头上，热气冲头。热冲头部，在热冲上来时手和脚反而是冷的，好像阳气往上了，手脚反而冷了，四肢冷。在原来大便溏薄的基础上，出现了火冲到头部，四肢反而冷，出现了这样的症状。患者面色比较白（没有血色，好像阳虚的症状，也好像贫血的现象），舌质淡红（倒不是淡白，阳虚舌质淡白，故不是阳虚，这淡红应是血虚的现象），口干，舌苔薄腻，脉细中带弦（脉不是沉细）。还有些症状，如心慌（自己感到容易惊吓）、少寐（晚上睡不着）、遗精（虽然不是天天有，但经常有）。

这些与李东垣学说中讲的对得上号。由于李东垣《饮食劳倦所伤始为热中论》中探讨阴火问题，我们不写阴火，这里写脾胃虚、心肝火旺之证。一方面，大便溏薄是脾虚的症状，也可能是心肝火旺的症状，短息与肾阴不足有关，还有遗精、失眠等症状，此病案与李东垣描述的对得上，有心火旺的症状（睡不着）、肾虚相火旺的症状（遗精），也有脾胃虚弱的症状。吃下去要冒火，说明心肝之火比较旺。这样就用补中益气汤，再加镇心平肝之法，药的剂量不是完全按照补中益气汤的药量。我的方子里用党参 3 钱，白术 3 钱，炙甘草 2 钱，当归 3 钱，红枣 5 枚，这是养血方面；黄柏钱半，这是泻相火方面；熟地黄 3 钱，山药 4 钱，这是健脾补脾方面；龙骨、牡蛎各 1 两，这是镇心平肝方面。

这张方子患者吃了 1 周。1 周后，患者大便稍有改善，次数从每天二三次变为一两次，上火没大的改善，遗精约 1 周 1 次。2 周后来看时，患者各方面均好些，大便方面也比较好，因此，续原方 7 剂。第 3 周时，患者大便每天 1 次，睡眠改善，药方仍然不变，再续前方 7 剂。遗精问题另外吃些金锁固精丸 3 钱吞服。没有用朱砂安神丸，是因为他睡觉比较好。用了龙骨、牡蛎以后，大便和睡觉的情况都比较好，故不用朱砂安神丸。

通过这个病案可以看到李东垣所讲的阴火，我们体会起来还是应该指心肝之火。治疗这种阴火有一些方法，可用补肾阴、清相火、清心火、补养气血之类的方子，将来同志们如果碰到这样的情况可直接使用。

这样的病案不多，但慢性病有心火旺、肝火旺夹在里面的很多。慢性病夹心肝之火临床上比较多见，但与李东垣讲的一模一样的比较少，这是一个体会。第二点体会，脾胃与脏腑之间还有变化，这个火不仅仅限于脾胃系统中。李东垣讲了这变化。

甘温除热法是李东垣提出的治疗方法。他不单强调调理脾胃，还确立了内伤外感辨证，首创升阳散火治则，方剂主要是补中益气汤。在《脾胃论》中，李东垣自己解释了补中益气汤的几味药并进行了说明。这张方子还是比较容易分析的。黄芪、甘草、人参，以上三味药，除湿热烦热之圣药也。当归以和血脉。橘皮以导滞气，又能益元气，得诸甘药乃可补，若独用则泻脾胃。升麻引胃气上腾，而复其本位，便是行春生之命。柴胡引清气，行少阳之气上升。临床上，对胃下垂、内脏下垂、子宫下垂等我们用补中益气汤比较多。本方不是单单补脾胃用，要根据病情随症加减。

还有一种临床上常见的长期低热的病症，有些患者有器质性的问题，而有些患者查不出原因。一般从两个方面治疗。一个是从气虚方面考虑，宜补气升阳，气虚有气虚的症状，如神疲乏力、少气懒言、舌淡脉弱，再加一个低热，大概就用补中益气汤。还有一种阴血虚的患者，有低热及阴血虚的症状，可加些滋阴退热的药。阴血虚单补阴血还不行，还要加些滋阴及清火的药，如地骨皮、青蒿、鳖甲之类。不是所有低热都可用补中益气汤，一般气虚加低热用补中益气汤，益气健脾，甘温除热；血虚低热用归脾汤益气养血；阴虚低热用清骨散、知柏地黄丸滋阴清热。

三、《脾胃论·脾胃胜衰论》解读与体会

（一）原文解读

这一篇《脾胃胜衰论》，胜是邪实（胃容易实），衰是正虚（脾容易虚）。这两个字怎样解释？怎样叫实？怎样叫虚？要仔细来辨。先从症状方面来辨，我们要补充些内容，不是单单李东垣的话。

> 夫饮食不节则胃病，胃病则气短，精神少而生大热，有时而显火上行，独燎其面。《黄帝针经》云：面热者，足阳明病。胃既病，则脾无所禀受，脾为死阴，不主时也，故亦从而病焉。
>
> 形体劳役则脾病，脾病则怠惰嗜卧，四肢不收，大便泄泻；脾既病，则其胃不能独行津液，故亦从而病焉。

李东垣的意思是吃得过多则伤胃。吃下去的食物先到胃，到了胃里后会出现实证、热证等，胃中实热的症状比较多，如胃脘胀痛、恶心呕吐、口苦口干、大便秘结、火生内热等。胃火旺时有实热的症状。胃实热的症状一个是吃下去胀，一个是吃下去吐，一个是面孔觉得热，这是实证（热证）方面。在胃实时也会有气短、神疲等情况出现（大实也有虚），应该从症状方面的多少来比较一下。大实成热，大虚成寒。虚的疾病有实的症状表现，叫夹实证。实的疾病也会出现过虚的症状。辨证时，要将症状列出来，从多少方面来考量。如果胃的症状比较多，以胃实为主，就不应先顾虑虚的方面。这种人是胃实有热，同时也有气短的问题，有气虚的现象但不要顾气虚了，要从实的方面来考虑，要顾到矛盾的主要方面（热证和实证）。

再讲脾和胃互为表里，脾主升，胃主降。脾胃都属消化系统，但一个主升，一个主降，当然用起药来也不一样。比如，大便不通时用通下的药，要降；但腹泻时要用上升的药，要升。这是完全不同的。所以叫脾主升，胃主降。

气血依赖于生化，依赖于脾胃运化之旺盛。假使营气外溢，饥不得食，或者损伤了脾胃之气，马上就可以见到虚证的症状。出现这种情况的原因主要有四个：一是饮食不慎，二是脾气虚弱，三是劳累过度，四是没有东西吃。这种类型大多是脾胃虚寒，可见到泄泻的症状。这要从脾胃着想，没有内实的问题，所以，从症状方面先要辨一下盛衰。再从病因来说，如果饮食不节，胃先有了问题，脾也会慢慢地出问题。

（二）脾与其他四脏

> 大抵脾胃虚弱，阳气不能生长，是春夏之令不行，五脏之气不生。脾病则下流乘肾，土克水，则骨乏无力，是为骨痿，令人骨髓空虚，足不能履地，是阴气重迭，此阴盛阳虚之证。

胃病及脾，进一步脾病及肾。脾病再累及肾，可见肾气亏损，血脉混乱，人靡骨痿，为阴盛阳虚之证。这一点说明如果肾脏受伤，症状就不仅仅是脾胃方面的事情了。人不太好动，骨痿，实质上属于精血大亏，阳气不能正常运行，发生萎缩的现象。痿就是两只脚没有力，缩就是怕冷，病情比较严重。

> 心火亢盛，乘于脾胃之位，亦至而不至，是为不及也。
> 黄连（君） 黄柏（臣） 生地黄（臣） 芍药（佐） 石膏（佐） 知母（佐） 黄芩（佐） 甘草（佐）

心火旺盛时（心火累及脾胃），可用些苦寒药和滋阴药。心脏方面，平时讲的心脏问题，如心悸、气喘（呼吸短促）、心慌、早搏等，用药时也应考虑脾胃方面。因为脾胃能生血，可以增加心血的来源，心脏如果供血不足会发生早搏、心慌、气喘等症状。要增加供血的来源，使脾胃运化后水谷精微能营养心脏，心神能够安宁，心悸、心慌、早搏这些情况能慢慢地改善。这是心脏方面与脾胃方面兼顾的问题。

> 肝木妄行，胸胁痛，口苦舌干，往来寒热而呕，多怒，四肢满闭，淋溲便难，转筋，腹中急痛，此所不胜乘之也。

到肝木妄行时，会发生胸胁痛、口苦、寒热、腹中急痛这些症状，肝病用疏肝健脾的方法。肝脏喜条达，主疏泄。"肝木妄行，胸胁痛，口苦舌干，往来寒热而呕，多怒"，所以，我们碰到的一些肝病，如慢性肝病患者肝火比较旺，肝阴不足，肝功能指标经常反复异常，这种患者应该主要帮助其脾胃的运化。有这种症状的人，有胃口差、易急躁、口干、乏力等症状。这时要照顾脾胃起到帮助肝脏恢复功能的作用。

> 肺金受邪，由脾胃虚弱，不能生肺，乃所生受病也。故咳嗽、气短、气上，皮毛不能御寒，精神少而渴，情惨惨而不乐，皆阳气不足，阴气有余，是体有余而用不足也。

《脾胃胜衰论》这篇讲述的是脾胃与其他脏腑的关系。上面提及的是肺与脾胃的关系。"肺金受邪，由脾胃虚弱，不能生肺，乃所生受病也"，所以，会发生咳嗽、气短这些症状。那么肺病日久就可以用健脾养脾的方法。看肺病的同志对此深有体会，单单治肺不够，要健脾胃，使水谷精微能上升于肺，使肺正常宣肃，控制发病，则有利于病情好转。这是肺与脾胃的关系。

> 肾水反来侮土，所胜者妄行也。作涎及清涕，唾多，溺多，而恶寒者是也。土火复之，及三脉为邪，则足不任身，足下痛，不能践地，骨乏无力，喜睡，两丸冷，腹阴阴而痛，妄闻妄见，腰脊背胛皆痛。

再讲肾，肾为先天之本，脾是后天之本，两者相互滋生、相互促进。肾藏精，所藏的"后天之精"全赖脾胃运化的水谷精气所化。如果脾胃虚弱，肾中精气不足，就会导致肾虚而生病，这时应从脾胃方面来考虑。肾水反来侮土，可以发生清涕多、涎唾多、小便多、怕冷的症状。

这篇讲脾胃与五脏的关系，实际上讲疾病互相之间都有关系的。

整理这些东西时，我觉得呕吐还应放在里面，但这里讲脾胃与五脏的关系，呕吐放在里面又解释不通，解释来解释去又要拿五味来说了，用五味解释有时候也解释不通，比较机械。因此，我认为应该放在《脾胃论》里面看一看，《脾胃论》中讲过些啥内容？除了肺与脾胃关系之外，讲脾胃衰弱还讲到了脾胃与其他脏腑的关系。可以看出脾胃虚弱后会发生各种疾病。

脾胃虚，别的脏腑（如肺、肾、肝、心）都可以侵犯它，反过来它也可以侵犯别脏。这说明脾胃虚时，其他脏腑可以乘虚侵犯脾胃，发生各脏的疾病。

（三）临床意义

我们借鉴李东垣的医案，下面将密切联系到临床，取其精华，去其糟粕。五脏之间不单单是李东垣讲到的这些，治疗的方药和配伍要结合实际运用。方药和配伍方面，李东垣的方子药物比较多，药味也比较杂，用量比较轻，用药不是像我们现在这样一帖一帖地开，而是一起开，服法也不一样。

> 所以言此者，发明脾胃之病，不可一例而推之，不可一途而取之，欲人知百病皆由脾胃衰而生也，毫厘之失，则灾害立生。假如时在长夏，于长夏之令中立方，谓正当主气衰而客气旺之时也，后之处方者，当从此法，加时令药，名曰补脾胃泻阴火升阳汤。

补脾胃泻阴火升阳汤：

柴胡 4.5g，炙甘草 3g，黄芪 3g，苍术 3g，羌活 3g，升麻 2.4g，人参 2.1g，黄芩 2.1g，黄连 1.5g，石膏 3g。

功效：补脾升阳泻火。

《脾胃胜衰论》指出饮食伤胃，劳倦伤脾，讲到热的问题，即阴火问题。脾胃虚时火苗盛，这火苗不是外来的，是胃里来的。治疗时，应该一方面补脾胃，另一方面要泻火，这时就可以用补脾胃泻阴火升阳汤。补中益气汤和升阳益胃汤众所周知，但补脾胃泻阴火升阳汤大家或许不熟悉。这张方子的名称比较复杂，实际上是补中益气汤加味，加黄芩、黄连、石膏等，是补泻同用之法。补中益气汤加些药，不是加生地黄、熟地黄、朱砂安神丸这些，而是加黄芩、黄连、石膏这些清热比较厉害的药。这里加石膏是清胃火，因为阴火不单单是心火、相火，还有胃火，所以用石膏；加羌活是升清气（类似用升麻、柴胡的意思）。

我在整理中体会到脾胃病的复杂性。从这张方子引申来讲，疾病的主要矛盾是脾胃虚、清气下陷。大部分脾寒胃热、寒热夹杂的情况，脾是寒，胃是热，是人疲乏的同时觉得烦热，脾胃虚中夹些热，夹点胃实的情况。这与胃实证不同，不能单单用胃实证的药。治疗胃实证，一是用消化的药（消食），二是用攻下的药，如承气汤一类。这张方子不是承气汤，也不是白虎汤，里面有石膏，大黄没有用，用黄芩、黄连，这样的治疗不同于胃实证。

这一段我小结一下。脾胃病中可以同时见到脾虚和胃实，也可以说是虚中有热的情况。这种情况比较复杂。《脾胃论》不是想象中的那样就这些内容，不是李东垣《内外伤辨惑论·饮食劳倦论》就讲了这些内容，如用药就是补中益气汤，临床实际中没有这样简单。我们整理中医古籍就是要把这些内容拿出来，让大家关注，并考虑应该如何来应用。思路可以广一些，不局限于脾胃病的范围，也可以扩大些。比如，看肺病，就不单单局限于肺，还应该看到其他方面，以此作为指导思想，对于每一种病的治疗可以借《脾胃论》的整理扩大一些思路。整理中医古籍是很有必要的，过去谈论中医古籍要顾虑复古等"帽子"和"棍子"，现在可以理直气壮地谈论了。

四、《脾胃论·肺之脾胃虚论》解读与体会

（一）原文解读

脾胃之虚，怠惰嗜卧，四肢不收，时值秋燥令行，湿热少退，体重节痛，口苦舌干，食无味，大便不调，小便频数，不嗜食，食不消。兼见肺病，洒淅恶寒，惨惨不乐，面色恶而不和，乃阳气不伸故也。当升阳益胃，

名之曰升阳益胃汤。

升阳益胃汤

黄芪（二两）半夏（汤洗，此一味脉涩者宜用）人参（去芦）甘草（炙，以上各一两）白芍药 防风（以其秋旺，故以辛温泻之）羌活 独活（以上各五钱）橘皮（连瓤，四钱）茯苓（小便利、不渴者勿用）泽泻（不淋勿用）柴胡 白术（以上各三钱）黄连（二钱）

脾胃与他脏的关系，《脾胃论》有一篇《肺之脾胃虚论》，怎样叫肺之脾胃虚呢？脾胃虚就是脾胃虚，肺之脾胃虚又是什么？文中有说明，其中讲道"脾胃之虚，怠惰嗜卧，四肢不收"。四肢不收，即四肢没有力，四肢懒得动，人十分疲乏的意思。在秋天的时候，"湿热少退，体重节痛，口苦舌干，食无味，大便不调，小便频数，不嗜食，食不消"，这种情况下再遇到肺病，"兼见肺病，洒淅恶寒，惨惨不乐"，皮肤有点怕冷的感觉，恶寒发热就会不开心。"面色恶而不和，乃阳气不伸故也"，意思是面色有点白了，不正常，李东垣讲这是阳气不升，阳气不能上升了。"当升阳益胃，名之曰升阳益胃汤。"这里李东垣提起一张方子，即升阳益胃汤。根据讲的东西提出此方子，我们要体会其中的意思。按这段原文，我们用起药来不一定要局限于此。到了秋天，有些感冒，怕冷，有点秋燥，还有点脾胃虚的情况，就可以用这个方子。

下面论述脾胃虚与秋燥的关系，《肺之脾胃虚论》实际上是讲这些内容，即脾胃虚与秋燥的关系。

症状方面，一是怠惰嗜卧（脾胃虚的症状）；二是秋燥肺病的症状，如口干（秋燥）、皮肤怕冷。李东垣认为这是阳气不伸（阳气不能够外达）的缘故，用升阳益胃汤。方中有黄芪、半夏、人参、甘草、白芍、防风、羌活、独活、橘皮、茯苓、泽泻、柴胡、白术、黄连。这张方子药味比较多。有人说李东垣的方子比较杂，上面那张方子补脾胃泻阴火升阳汤也比较杂（补中益气汤大概众人没啥意见）。这张方子比较杂，药味也比较多，用药比较乱，有补肺的药，有泻药，也有利小便的药。

何故秋旺用人参、白术、芍药之类反补肺？为脾胃虚，则肺最受病，故因时而补，易为力也。

原注解中讲："何故秋旺用人参、白术、芍药之类反补肺？"为何秋天清气少时用人参、白术、芍药这些药补脾胃呢？回答是："为脾胃虚，则肺最受病，故因时而补，易为力也。"这是因为脾胃虚则肺最易受病，故因时而补。这时补脾胃容易发挥药力。

　　　　上㕮咀。每服三钱，生姜五片，枣二枚，去核，水三盏，同煎至一盏，去粗，温服，早饭、午饭之间服之。禁忌如前。其药渐加至五钱止。服药后，如小便罢而病加增剧，是不宜利小便，当少去茯苓、泽泻。

下面服法也写一写，"上㕮咀，每服三钱"。所谓"㕮咀"，就是把药放在嘴巴里嚼碎（以前加工方法很落后），然后再煎，那时只能先把药嚼碎成粗块，再取其中的三至五钱，加水煎成一服药，以此类推。服法与现在大不一样。

　　　　若喜食，初一二日不可饱食，恐胃再伤，以药力尚少，胃气不得转运升发也。须薄滋味之食，或美食，助其药力，益升浮之气，而滋其胃气也，慎不可淡食以损药力，而助邪气之降沉也。可以小役形体，使胃与药得转运升发，慎勿大劳役，使复伤。若脾胃得安静尤佳。若胃气少觉强壮，少食果，以助谷药之力。经云：五谷为养，五果为助者也。

在门诊实践当中，处方和用药要互相参照，不要去伤脾胃。服药时不要过分饱食，还需薄滋味之食或美食，那样吃下去不消化，恐怕会伤及脾胃。像大黄一类药也要注意，这类药易影响胃气转运升发。

（二）升降理论

要学习李东垣思想的精华，在治疗方法上进一步有所认识，这方面我有体会。下面我要谈自己的体会，不是李东垣怎样说就原样照搬。

张元素（张洁古）提出药物有升降沉浮之分。李东垣用药时对升降沉浮这类问题非常重视。他选药有升有降，有浮有沉，浮就是升，沉就是降。药的性质不一样。有的药比较轻，轻则上浮；重则下降，比如石膏、磁石这些石类是降的。用药的人一定要掌握升降浮沉这个原则。我们开处方时要考虑一下，如果需要上升就用轻的药，需要下降就用重的药。石类比较重，如龙骨、牡蛎。所以，有上升，有下降，有升浮，有沉降，这方面李东垣学说中有许多讲法。我们把升降浮沉这道理提出来，特别要注意升降浮沉的理论，不要单单讲补泻。

升降浮沉代表了李东垣学说的精华。在升降浮沉理论中，他看重升扬清气。以补中益气汤为例，升有升麻、柴胡，没有降的药，只有升的药。这张方子用升麻、柴胡的升扬之性升发脾之阳气，使清阳上升，对于清气下陷这类病很适用。补中益气汤中充分体现了升降浮沉的意思，不过不是每张方子升降浮沉的药都要用到的。

李东垣的甘温除热法很有特色。李东垣擅补脾益气、升阳调中，使脾气健运，升降有序，气机畅达，阳气不得闷郁，故身热等诸症皆除。

从他用的药味看原方，如补脾胃泻阴火升阳汤，用柴胡 1 两 5 钱，甘草、黄芪、苍术、羌活各 1 两，上咬咀，每服 3 钱。这里李东垣处方中的 1 两，不是 1 剂药用 1 两，应该是一个疗程。比如某药用 1 两，1 两约 30 钱，每服 3 钱，这是 10 剂的量。这个问题大家要考虑，有的东西我们要分析，李东垣写的是不是正确？李东垣学说不能解决全部问题。比如对肺病也用同样的药，结果肺病没有看好，又生其他病，所以这当中学习要学习他好的地方。不足的地方呢？那就是对某些急性病不能及时看好，有的地方应该加快，不能够总是补中益气。他的东西有的地方可以看得懂，有的地方一点也看不懂。东垣学说经过那么长时间的流传，到现在有许多地方已失真了。书中有的东西是错的，或者写的东西不是他本人写的，是后面的人帮他补上去的，或者由学生代笔等。因此，有的时候看得懂，有的时候看不懂。

顺便再讲一讲，李东垣的方子，大部分药味比较多一些，但有的方子药味比较少。药味最少的是同志们经常用的枳术丸，其中只有两样东西，即枳实和白术。枳术丸这张方子是李东垣继承张元素的方子。枳术丸可加木香、陈皮、半夏、人参、柴胡、甘草等。李东垣在张元素枳术丸方子上加以改进，演变成橘皮枳术丸、半夏枳术丸、木香干姜枳术丸、木香人参生姜枳术丸、蠲饮枳术丸等，而不是单单枳术丸一张方子。因此，李东垣的方，药味少的二三味；药味多的十几味，所以，不要仅考虑药味的多与少，而且要全面领会其用药的思想和精神。

李东垣的一百六十几张方子，我们不是全部都用，经常用的有三四十张。我们要抓住基本方，然后把加减的方子放在加减的类型中，急用的方子整理出来，这样急用起来找得到，将书中的方子分类整理，便于临床上应用。

中药配伍的情况大概如此，实际运用时我们不能单单凭书上的方子来治疗，那是不行的，看病时脉要搭一搭，面色、舌象要看一看，望闻问切要认真，再按患者的实际情况，以书上的方子为基础，或加或减，辨证施治，将治疗的思路再扩大一些。

综上所述，上面讲了李东垣的学术思想，强调调理脾胃、升提中气。我们要领会李东垣学术思想的核心是什么？实际上归纳起来主要是三对矛盾的平衡——"纳与化""升与降""燥与湿"，临床应注意。我们要力求掌握其主要精神，用温以治其寒，用清以治其热，用攻以治其实，用补以治其虚。李氏学说治疗上喜用升发温补之品，甘温除热法是李东垣的贡献。不足的是他没有养胃阴的方子，看重助阳而养胃阴的方面没有顾到，对养胃阴认识不足。每个人总是各有所长，各有所短。所以，我们整理中医古籍，就是要遵照"洋为中用，古为今用"的教导，珍惜和继承（批判地继承）祖国的文化遗产，要取其精华、去其糟粕，以便更好地为广大劳动人民服务。

在这次整理中医古籍的活动中，我对中医古籍的博大精深感想和体会很多。中医古籍整理看起来非常费时间，先要将原来的东西认真反复地看，看了之后大家讨论，讨论后再动笔，写出来再讨论，大家提意见，然后再修改，像这样子整理才可行。

五、《脾胃论·脾胃虚实传变论》解读与体会

《脾胃论》的第一篇是《脾胃虚实传变论》，这篇讲脾胃的一般概念。《黄帝内经》上讲，脾胃主要是运化的功能，病理上的变化可以见到虚的方面，也可以见到实的方面。这问题《伤寒论》中已经有了，叫"实则阳明，虚则太阴"。太阴指脾，阳明指胃，就是说《伤寒论》中脾胃方面虚实的变化，虚则太阴，病的位置在太阴脾，实则涉及胃，可有大便秘结、肚子胀闷。虚的方面考虑太阴脾，主要用理中

汤。实则阳明，到邪实阶段可以见到实的症状，涉及附子汤的用法。

脾胃虚实传变的意义类似《伤寒论》里面虚实的转变，主要指脾胃的传变，不是指其他方面。

《五脏别论》云：胃、大肠、小肠、三焦、膀胱，此五者，天气之所生也。其气象天，故泻而不藏，此受五脏浊气，名曰传化之府，此不能久留，输泻者也。所谓五脏者，藏精气而不泻也，故满而不能实；六腑者，传化物而不藏，故实而不能满。所以然者，水谷入口，则胃实而肠虚，食下，则肠实而胃虚，故曰实而不满，满而不实也。

这段文字是李东垣引用《素问·五脏别论》中关于脾胃方面的论述。中医以肝、心、脾、肺、肾为脏，以胆、胃、大肠、小肠、膀胱、三焦为腑，以五脏主藏精、六腑主传化为主要论点。联系《素问·经脉别论》，脾胃的作用有饮食入胃，生化气血，通过脾胃运化，将水谷之精微上输心肺，外达四末，化生营卫气血，充养滋荣周身。

饮入于胃，游溢精气，上输于脾。脾气散精，上归于肺，通调水道，下输膀胱。水精四布，五经并行，合于四时五脏阴阳，揆度以为常也。

这里主要引用了《素问·经脉别论》的原文。历观诸篇而参考之，李东垣就是根据《阴阳应象大论》《经脉别论》的内容，其中的此类篇幅，内容差不多，故《脾胃虚实传变论》没有把诸篇内容都摆进去。

历观诸篇而参考之，则元气之充足，皆由脾胃之气无所伤，而后能滋养元气；若胃气之本弱，饮食自倍，则脾胃之气既伤，而元气亦不能充，而诸病之所由生也。

接下来李东垣讲"元气之充足，皆由脾胃之气无所伤"。前面讲脾胃与元气的关系，这儿讲假使脾胃之气充足的话，即脾胃之气没有伤的时候，元气就比较充足。"而后能滋养元气",这元气一个讲脾胃（中焦元气），一个讲肾的方面（下焦元气）。

"若胃气之本弱，饮食自倍，则脾胃之气既伤，而元气亦不能充，而诸病之所由生也。"这一段主要讲胃气已弱，再加上吃东西不注意，或者饥饿，或者多吃，饮食不调节，脾胃伤了以后，元气（指脾胃和肾的元气）不能充沛，所以会引起许多疾病，"诸病之所由生也"。

> 圣人谆复其辞而不惮其烦者，仁天下后世之心亦惓惓矣。故夫饮食失节，寒温不适，脾胃乃伤。此因喜怒忧恐，损耗元气，资助心火。火与元气不两立，火胜则乘其土位，此所以病也。

这里再讲火与元气不两立的问题，实际上讲脾胃与肾肺的关系。脾胃之气损伤否？没损伤。脾胃尚能生化气血或补充先天的元气。若脾胃之气受损，就不能滋养元气。这元气指肾中的元气。肾中的元气依靠脾胃运化饮食来充实。"故夫饮食失节，寒温不适，脾胃乃伤"，是说"饮食失节，寒温不适"等因素可以损伤脾胃。如果情志方面（喜怒忧恐）出现问题，也会损耗元气，同时会资助心火。这个"资"非"盗"字，"资"字的下面是"贝"字，有"资助"之意。

这两句主要讲气血津液的充足依靠脾胃之气的健旺，饮食劳倦、喜怒忧恐情志等因素可引起脾胃疾病的发生，以及虚实关系的转变。

下面要说明虚实传变。若胃气已虚弱，又饮食不节，寒温不适，再伤脾胃者容易生病。一般的饮食所伤与胃气已经虚弱了，又饮食不节，寒温不适（受冷受热），再伤脾胃，要加以区别。一般身体好的、脾胃没有损伤的人，饮食不节、寒温不适还没有问题，不至于生病。但胃气已经虚弱的人，就要加以注意了，应该区别于一般人。

这与感受外邪的实证不同。一般吃坏点东西，受些外邪（如风邪），应该讲属于实。但本身脾胃虚弱，又饮食不当，寒温不适，然后发病，这病就不单单是实证而是虚中夹实的疾病了。这类患者如果治疗不当，进一步可使脾胃之气更加损伤，久而久之可引起他脏的病变，其中就包括虚实传变的不同阶段。这一段意思是讲，脾胃已经虚弱的人，饮食方面再受伤，治疗不得当的话，那么，虚中夹实就会进一步变成虚证，单单是虚证，不是虚中夹实了。传变呢？是从脾开始到肾，或者到肺，甚至引起其他脏腑的病变。这当中就包括了虚实传变的不同阶段。前一阶段是虚实夹杂，后一阶段传变到肺，再传变下去到肾了，是这样子虚实传变的一个过程。

这是一个例子，饮食不节再加上喜怒忧恐情志方面的问题，共同损伤了元气。一般气虚的疾病，不夹情志内伤，用些补气的药就可以了。但本来脾胃虚弱再加上情志内伤，就与一般气虚不完全一样了。情志内伤，心火偏旺，耗气伤阴，气阴受伤则心火更旺，"此因喜怒忧恐，损耗元气，资助心火，火与元气不两立，火胜则乘其土位，此所以病也"。火与元气不两立，其中包括虚实传变的不同阶段。

假使情志激动引起了心火旺，心火旺将伤气伤阴，这病就从阳虚方面转变到阴虚方面来。过分伤了后，心火更加旺，火旺则乘其土位，土就是指脾胃，循环往复。这句概括了病史的发展过程。

接下来的"火与元气不两立，火胜则乘其土位，此所以病也"，这一句不容易解释，现试解释如下：饮食不节，寒温不适，导致脾胃损伤，而喜怒忧恐等情志因素再损耗元气，使肝火更大而资助心火。这就是前面讲过的阴火，因此火与元气不两立。"火胜则乘其土位，此所以病也"，是说本来脾胃伤了，再由情志因素再生心火（阴火），阴火再去重复伤害脾胃（火再去伤元气），疾病会进一步加重。

火旺，火与元气不两立，元气更加衰，两者不平衡，其中就包括了虚实传变的不同阶段。火旺又逢喜怒忧恐等再伤脾胃，病情更加复杂，是虚实传变的第二个阶段进一步再加情志所伤，它使心火旺，心火旺了之后不但是脾胃伤了，进一步要伤气要伤阴。

这样的变化从阴虚方面向火旺方面发展，也说明火与元气不两立。所以，火与元气不两立不单包括阳虚症状，还包括阴虚症状，包括阳虚的一面和阴虚的一面。这样子看起来情况比较复杂，是脾胃虚实的情况发生了转变。

这里不太容易讲清楚，李东垣这篇的内容主要讲虚实传变。我根据体会，写了上面这段东西，大家再体会一下。因为病要一层一层来考虑，一般病比较简单，一个处方、一个病史容易讲，但虚实传变不是单单像《黄帝内经》中说的"实则阳明，虚则太阴"，不单单是这个转变，而是加一个情志因素，那么这变化就比较多了，比较复杂。

《生气通天论》云：苍天之气清净，则志意治，顺之则阳气固，虽有贼邪，弗能害也，此因时之序。故圣人传精神，服天气而通神明。失之内闭九窍，外壅肌肉，卫气散解。此谓自伤，气之削也。阳气者，烦劳则张，精绝，辟积于夏，使人煎厥。目盲耳闭，溃溃乎若坏都。故苍天之气贵清净，阳气恶烦劳，病从脾胃生者一也。

接下来一段是《黄帝内经》中的原文。《黄帝内经》里这段内容不仅是讲脾胃方面。阳气再犯时，因为烦劳过度，阳气则张，"张"可理解为"大"，就是阳气过分上升的意思。这里的"阳"是什么呢？阳就是胃里的火（从前面讲的心肝之火中来）。这时候肾中的精（肾阴）会逐步消耗（精绝）。如果病积累到夏令时节（辟积于夏），天热因素加之烦劳，使心肝之火更旺（天热更加容易动火）。因此，此病夏天更易发作，使人煎厥（热厥）。煎厥，就是天气热而发厥，有神志不清的表现。这一段的主要意思是夏令天热加之烦劳过度，使阳气（火气）全面上升，使阴亏损，容易发生煎厥。

"阳气恶烦劳，病从脾胃生者一也"这一句，是讲脾胃方面的疾病。因为烦劳过度，伤了阳气，脾胃的疾病也会发生。这是第一点。烦劳损伤脾胃，胃里受了火，火旺侮土（土既脾胃），就是这个意思。

《五常政大论》云：阴精所奉其人寿，阳精所降其人夭。阴精所奉，谓脾胃既和，谷气上升，春夏令行，故其人寿。阳精所降，谓脾胃不和，谷气下流，收藏令行，故其人夭，病从脾胃生者二也。

脾胃不调和，谷气下流，清气不能上升，可以引起泄泻，因营养流失而生病。这是第二点。

《六节藏象论》云：脾、胃、大肠、小肠、三焦、膀胱者，仓廪之本，荣之居也。名曰器，能化糟粕，转味而入出者也。其华在唇四白，其充在肌，其味甘，其色黄。此至阴之类，通于土气。凡十一脏，皆取决于胆也。胆者，少阳春升之气，春气升则万化安。故胆气春升，则余脏从之；胆气不升，则飧泄肠澼，不一而起矣。病从脾胃生者三也。

接下来"胆者，少阳春升之气，春气升则万化安。故胆气春升，则余脏从之；胆气不升，则飧泄肠澼，不一而起矣。病从脾胃生者三也"，就是说，胆属少阳，少阳（春升之气）如果不能上升，则会有飧泄、痢疾等疾病，这也是脾胃方面的问题。这是第三点。这一点是说胆、胃等六腑方面，少阳之气与清气不升实际上是一个类型。我们如果考虑帮助少阳之气，可以用柴胡帮助少阳春升之气。第三种情况的少阳不升与脾胃清气不升大致相同，不过也不是完全相同的。

少阳之气不升与脾胃清气不升用药方面也有相同的地方，大家看论述时要注意一下。

经云：天食人以五气，地食人以五味。五气入鼻，藏于心肺，上使五色修明，音声能彰；五味入口，藏于肠胃，味有所藏，以养五气，气和而生，津液相成，神乃自生。此谓之气者，上焦开发，宣五谷味，熏肤充身泽毛，若雾露之溉。气或乖错，人何以生，病从脾胃生者四也。

这一段是讲脾气，实际上也是《黄帝内经》中的内容。上焦之气能够开发，能帮助脾胃生化。"宣五谷味"，指五谷能够被消化吸收。"熏肤充身泽毛"，指五谷之气到达外面的皮肤，使皮肤得到营养，使皮毛能够滋润。"若雾露之溉"，指肺气像雾露，即肺气在春升时能够帮助脾胃输布气血。"气或乖错"，指如果肺气不足或肺气虚弱，也会出现脾胃方面的疾病。这是第四点。《脾胃论》中这一点提到脾胃病与肺气虚弱的关系。

岂特四者，至于经论天地之邪气，感则害人五脏六腑，及形气俱虚，乃受外邪，不因虚邪。贼邪不能独伤人，诸病从脾胃而生明矣。

以上几段讲脾胃病大概可分为四个类型。李东垣概括的四个类型，用药方面有所不同。"岂特四者"，意思是不止这四种。"至于经论天地之邪气，感则害人五脏六腑"，这里的经论指《黄帝内经》，是说天地之间邪气（外邪）盛时也能够伤五脏六腑。"形气俱虚，乃受外邪，不因虚邪，贼邪不能独伤人"，这里的"形"指外表，"气"指元气。形气都虚，容易受外邪侵犯。"诸病从脾胃而生明矣"，各种病从脾胃发生就比较明白了。倘若脾胃元气健在，就能抵御外邪侵袭，六淫之邪不能够深入人体，正气乃存，邪不可侵。如果邪胜正气，那么脾胃必虚。这部分着重讲脾胃病与外邪的关系，不单单是内因致病，外邪也会致病。

　　　　圣人旨意，重见叠出，详尽如此。且垂诫云：法于阴阳，和于术数，食
　　饮有节，起居有常，不妄劳作，故能形与神俱，而尽终其天年，度百岁乃
　　去。由是言之，饮食起居之际，可不慎哉！

　　这一段论述是不是能看得懂？是不是能够体会？请大家考虑。此处是一个小结，这小结看了就能懂，我不多说了。

　　李东垣关于"五行相生"的这段原文不太容易理解，我已经把部分繁琐的内容拿掉了。此外，引用的这些内容在《黄帝内经》《金匮要略》中可以查到，李东垣所写的内容与《黄帝内经》《金匮要略》有密切的关系。

　　这是《脾胃论》的第一篇《脾胃虚实传变论》，题目虽然如此，但原文中并没有讲清楚如何传变，也没有讲如何应用的问题，只是笼统地讲：虚的问题偏脾，实的问题偏胃。不过，李东垣把脾胃病的病因分成四个类型，这四类实际上包含了些"虚实传变"的意思。

　　接下来我补充一点，李东垣的学说有局限性，有不够全面的地方，由于时代背景的缘故使《脾胃论》有局限性，但《脾胃论》是李东垣根据《难经》《黄帝内经》《金匮要略》等发挥其精华，并有所发展、有所创造的，李东垣的学说不是局限于过去的东西而是有所创造，确立了李东垣的一家之言。

六、李东垣学术思想总结

　　我们学习了李东垣《脾胃论》之后，应该有一种重视脾胃的思想，从思想上真正重视脾胃，而不是学了后照搬他的方子用。李东垣的方子没有全部介绍，仅举了两个例子，一个是大家熟悉的补中益气汤，还有一个是补脾胃泻阴火升阳汤。这两

张方子是李东垣的主要方子。这两个方子可以概括李东垣的理论。但联系到临床应用，这两张主要方子有些方面是不够的。

辨证方面，我们要重视脾胃，重视脾胃包括以下几个方面。

第一，常见的疾病中，内伤病比较多见。内伤病始终与脾胃有关系，要辨一辨是直接关系还是间接关系？比如心脏病，心脏病实际上与脾胃没有直接关系，但有间接关系，心脏供血不足就与脾胃生化气血不足有关。因此，碰到内伤病都应该考虑到其与脾胃的关系。这时要着重看一看外表气色是否憔悴，看看面色，看看形体是胖还是瘦。还有舌苔怎样？舌质是淡，还是红。在治疗上要兼顾脾胃，假使单治一方面，比如单治肝，或者单治肺，都是不能根治的，还是要兼顾脾胃的。

第二，饮食也比较主要。比如，有的患者能够吃点东西，吃东西不管多还是少，能吃一点说明胃气还没有完全丧失，看看饮食方面情况如何？

第三，问问大便的情况，是干的，还是溏的或稀的？这些问题要时刻注意，临床上碰到内伤病要从各脏与脾胃方面的关系多考虑一下，用起药来就能有所侧重。

这是辨证方面，辨一辨各脏与脾胃方面的关系。

治疗方面，如果吃补的药，要加些健脾胃的药，就是在补脾胃、补气血的药中再加些木香之类。木香实际上是从归脾汤引出的。归脾汤中有白术、黄芪、党参，同时也有木香，其中木香是运脾胃之气，帮助脾胃之气运行药力发挥作用的。从这一点来说，我们无论是用养阴药的时候，或者清阴火应该用降火、退火的药的时候，要考虑一下不要用量过度。有时不一定要加木香，用补药较重时加理气的药来帮助脾胃运化。用苦寒药时不要太过分，因为虚弱的人脾胃容易受伤。不过需要用时还得用，不是说不能用苦寒的药。要注意苦寒的药，也要注意大补的药。方子都能开，能不能见效？这不能保证。我们要正视这个问题，力争能够好，能够见效，这当中有些技巧。比方说，开始用药非常重，用几十味或十来味药，到了后面的阶段，如果开始的一套不行的话，症状还是这么重，我们应该如何？要考虑掉过头来，就改用轻的。用药方面有方法，比如七方、十剂。方子有大有小，用药有轻重、缓急、升降浮沉等一些方法，我们要掌握。掌握了方、药，就晓得这药用下去是不是能够见效，这样就有把握了。假如不讲方、药，一个患者，一张方子，治一个病，这就没有把握。不过治好也是有的，药吃下去就好了，但这不是一直有的。对医生来讲，应该掌握理法方药。这就是一般大家所讲的经验问题。老中医在长期临床实践中积累了丰富的治疗经验，能够掌握用药的尺寸，用了药之后能够见效。这些经验也包括学习，比如学习了李东垣的脾胃学说要如何应用的问题。关于这个问题下次上课再举例子。

今天我们提及的这部分主要是给大家参考，如果这样整理，将长篇的原文进行摘要，对重复的地方、要解释的地方进行摘要内容就不多了，比较好记些。这样子整理是否符合大家的要求？是否符合古为今用的意义？希望大家多提宝贵意见。

第二讲　论脾胃病

内容提要

本讲围绕脾胃系统常见病证展开，主要内容包括泄泻、腹痛、呕吐三大常见脾胃系统病证的理论认识和临床实践。对这三个常见的脾胃系统病证，从理论支撑、辨证特色、用药经验、病案举隅等几个方面进行全方位介绍。讲座突出了李东垣重视脾胃的学术思想，主要内容中也插入了很多对辨证方法、病案书写规范等问题的讨论。

今天讲脾胃病的相关内容。常见的脾胃病大致有三类：泄泻、腹痛、呕吐。下面我针对这三类病证介绍一下相关的医理，并通过几则医案举例来总结一下临床常用的脾胃病辨证及用药经验。

一、泄泻

（一）急性泄泻

泄泻包括急性泄泻和慢性泄泻。一般而言，泄泻的初期为急性阶段，多由饮食不慎、外感寒邪或疲劳等因素引起，病在肠胃，治之较易。通常有"病在脾胃"的提法，但不够准确。因为泄泻多为胃与肠问题，属于六腑，但可能牵涉到脾胃或与五脏六腑两方面都有关系。若病位只在六腑（肠胃），比较容易治疗。这类泄泻一般用散风寒、消食等法，比较容易解决。

（二）慢性泄泻

慢性泄泻病情比较复杂。慢性泄泻由于脾不健运，湿浊内生，久者清气下陷，肾阳虚衰，下关不固，以致久泻不止，属于脾肾两虚，治之较难。慢性泄泻，大多从急性菌痢、急性肠炎开始，之后反复发作，演变成慢性。这样的慢性泄泻都是脾虚不健运，因此不单单是肠胃问题。

久泻当中第一种就是脾虚生湿。一般临床上，脾虚则腹胀、泄泻。这些情况的出现，不仅是饮食失宜（饮食不洁）的问题，也在于脾虚生湿，湿浊内生，从而腹泻。《黄帝内经》所言"湿盛则濡泻"，就是这种情况。濡泻就是慢性泄泻的意思。濡泻可理解为慢性泄泻的代名词。濡泻病程较久，不是吃药后就会立刻好。"濡"代表湿，把脉时有个濡脉，其脉象代表有湿。

第二种泄泻是清气不升，久则清气下陷。一般讲，清气下陷实际上就是清气不能上升的意思。清气为什么会下陷呢？因为脾主升清，脾使清气能够上升，脾虚则清气容易下陷。下陷也有程度上的不同。一般清气下陷程度比较轻时，吃了升麻、柴胡、防风，清气就能上升了。如果清气下陷的程度比较严重，吃了升清气的药也不能解决。之所以这样，是因为疾病已经发展到肾的阶段，从脾到肾，肾阳逐步衰弱。从脾虚清气下陷到肾阳不振，进一步发展就是下关不固。下关就像一扇门，所谓肾为胃关，实际上肾主二便，下面两窍均与肾有关系。

可见，从脾虚生湿，到脾虚清气不能上升，再到肾阳不能振作，一直到下关不固，慢性泄泻就是这样一个发展过程。治疗上，不能仅靠一张方子，应根据病情轻重，一步一步加以治疗。要掌握一个规律，这种久泻不止的脾肾两虚证的出现需要一个过程，不是初起即脾肾两虚，并且需要注意的是，这种久病治疗比较困难。

第三种情况是脾胃虚寒、肠胃湿热或肝旺脾虚。这种类型往往病情复杂，反复难愈。其复杂性在于，脾虚寒进一步可以到肾阳虚，而同时又有肠中湿热，湿热就是邪。这种情况虚实夹杂，或者是寒热夹杂，故病情复杂。这样的疾病临床上见得比较多。

（三）病案举例

下面介绍一些病案。

一般的慢性泄泻治疗起来相对比较容易，以补脾健脾、补肾固肾为主。但比较复杂的病案如虚实寒热夹杂，就反反复复，难以痊愈（即上文所说的第三种）。这里也有三种情况：一是泄泻从急性到慢性的过程；二是慢性腹泻当中的一个过程；三是复杂的情况需要进行分析。碰到泄泻的问题，根据我提出的可分为三种类型。

下面先讲第一个类型，临床上碰到这种患者比较多。

病案 1

这位患者四十几岁，年纪不是很大。为什么年龄方面也要考虑？因为人在十几岁到三十岁的年龄段，其体质相对比较好，而年纪比较大的人体质比较弱，故需要根据年龄分析一下患者体质的情况。这人第一次来看病已经患慢性腹泻两年有余。

同学们见了这些症状后要分析。腹泻的患者要问肚子痛不痛？痛了之后拉不拉？拉起来爽快不爽快？这些内容都要问清楚。有种情况是拉肚子蛮爽快，一拉就拉出来了，肚子一痛就拉，拉掉人就爽气了；但也有的人要坐在马桶上很长时间，拉是拉的，但是不爽快，这情况又不同。这个患者肚子痛要拉，拉的时候不太爽快，属第二种情况，同时有里急后重的感觉。内科讲义中讲泄泻，没有讲到后重的问题，现在看起来这种情况也是会出现的，所以，要通过问诊进行分析。

腹痛腹泻是中焦虚寒，即中寒。后重感是因为还有湿热，拉得不爽快是热的一方面。因为寒泻一拉就拉出来了，吃点温药就不拉了。但这患者排便不爽，那是寒当中夹点湿热，后重感是有点湿热在里面。关系到内脏，一个是脾，一个是胃肠，这时要根据主要症状来分析一下。这当中是单单虚，还是单单寒？还是夹热？还是夹湿？这病怎么全面来看？要找准主要问题、主要矛盾，全力解决主要问题。

这个病案用药有点困难。如果要拉得爽快一点可以吃点大黄，那么拉肚子时能否吃大黄？单单吃些补脾健脾的药也需要考虑。虚实之间要权衡轻重，看着重在哪方面。这患者应该着重在寒的一面。中寒，腹痛即泻是主要表现，而热是次要方面。这患者的排便次数并不算多，一天五六次（这类患者每天一两次到五六次属一般情况）。有的患者如果是在发作时，次数就比较多了，一天十几次。

这个患者还有舌质红，舌根苔厚腻微黄。我在看病时比较注重看舌苔，因为脉象有时候辨不清楚。同学们也会觉得把脉比较困难，除了脉象的细、弦、沉、迟、数、实等比较容易辨，其他就不易辨清楚了。因此，还是要注重看舌苔。舌质红还要区分红的程度，是淡红，深红或是红绛（绛就是更加红）。这个病案从舌苔上看腻且黄，湿热之象非常明显。肠胃中有湿热，舌苔厚腻。假使是脾胃虚寒，则舌苔薄白、舌质淡。从这个患者的舌象来看，里面有点偏热的方面，舌苔着重在湿的方面。

这个患者的脉细略弦。脉细属于偏虚。一般而言，脉中带弦时会痛，因此腹痛也会见到弦脉，肝旺脾弱也能见到弦脉。这里带弦不仅是脾虚，而是夹一点肝旺在里面。假使脉象单细无弦，就与肝没有关系。

同学们在门诊书写病案时要把症状、舌象与脉象都写下来，尤其是舌苔与脉搏一定要写，不能只写一个症状，要写得尽量详细。如果仅写"腹泻一天几次"之类的内容，而舌苔和脉象都没有写清楚，然后下面就写一张方子，这是不负责任的。这种病案书写方式存在极大的问题，是对中医学的态度问题，是要不要运用四诊八纲的问题。假使病历上只一个症状，下面就一张方子，这样就把中医的理论部分全部丢掉了，这是一种民族虚无主义的表现。因此，我们一定要把症状记录下来，主要症状写得详细一点，次要的就带一带，舌苔、脉搏一定要写。不过也有时候脉象辨不清楚，但脉细、脉弦或脉数等应该可以辨得清楚。我个人对脉诊不是过分考究，不是把寸、关、尺三部都要写上去，因为一定要分寸、关、尺不同的脉象有较大的难度。因此，我一般写医案写到寸、关、尺时不是三个脉三种写法，不是尺实、关弦等。对于寸部如何？关部如何？尺部如何？一条脉上一般不太好写，实际上也比较难分辨。

下面讲大便检查的情况。这里要说明一下，中医不是凭大便检查的结果来用药的，检查化验的结果只是作为参考。中医看病有两种误区：一种是仅根据症状，不讲别的东西就用方子；另一种是仅根据化验结果，如化验出红细胞、白细胞就用药。这两种做法都是不妥的。

下面应该写一个看病的结论，辨证论治的结果，就是把上面所讲的东西总结一下。这个病案小结下来属于脾阳不运，中焦虚寒（脾胃虚寒的意思），肠中湿热（根据大便后重感及舌苔黄腻）。一般寒气聚拢会腹痛，气下滞就泄泻（气往下包括清气下陷的意思）。这几句可以作为中医脉案的书写内容，实际上是总结一下以上的症状，辨证施治。

下面讲治法。这个病案治宜健脾温中、理气化湿之法。我门诊中带进修医生和同学时就强调法，法就是治则，一定要有。有了这法，下面同学们可以动脑筋想一想开什么方子。这患者脾阳虚，需要吃温中药。大家知道温中用什么药？健脾用什么药？另外还有理气用什么药？化湿用什么药？这样拼起来就是一张方子。这张方子不是凑的，而是依照法则把药集合起来。

健脾温中最容易记和常用的方子就是理中汤（理中汤组成：炮姜1钱，白术3钱，党参3钱，甘草钱半至2钱），用以健脾温中。那么清肠内湿热，化湿用什么药呢？化湿用茯苓、泽泻这类，轻者也可用薏苡仁化湿（薏苡仁也可治腹泻）。理气用什么药呢？理气一般用木香、陈皮、青皮这类，湿重的用厚朴。上述这些药物我们再斟酌选择一下，应该看重用哪几样药？刚刚到临床时，中药越学越多，这儿加些，那儿加些。一张方子当中的药太多了，到后来要精简一下。我们要根据健脾温中、理气化湿，主要用一些药。这样方子就精简了。对于腹痛的问题，健脾温中以后，我们还要理气。理气可用木香2钱至3钱。砂仁也可以理气，这里可用可不用，不一定要把理气药全部用上去。

关于腹痛还有一张方子要用进去，下滞会便泻，下滞也有点清气下陷的意思，因此考虑用痛泻要方。痛泻要方大家也比较熟悉。其组成：白芍4钱，防风3钱，白术3钱至4钱，甘草2钱，木香2钱至3钱，陈皮3钱。白术可以止痛，并有健脾益气、燥湿利水的作用。这里白术用3钱至4钱。再加炒防风3钱。防风炒后辛散力减弱，有良好的止泻作用，主治久泻不止。炒荆芥、炒防风，可以治腹泻，因此，炒一炒会有用处。一般发汗（解表发汗）用荆芥、防风时都不用炒，而治疗泄泻时就应该要炒，炒过后可以有入里的趋向。在肠胃方面，止泻用炭类，如山楂炭、瓦楞子炭。用炭也有道理，炒不能炒得太焦，过分焦变成炭就没有药性了。炒一炒既可以升清气，又可止泻。下面焦山楂、焦神曲可以消食止泻。山楂、神曲对于初起的暴泻、一般饮食所伤、久泻等情况都很好用。此外，刚刚讲的两张方子（理中汤和痛泻要方）都没有秦皮。秦皮可以治泄泻，治肠中湿热、大便瘀热等，效果都比较好。我在治疗泄泻时，如果大便有黏液，除了化湿的药，秦皮总是要用的。

这个病从前叫慢性泄泻，现在临床上叫慢性结肠炎。结肠炎一般不太容易好。有些患者在就诊时已经用过很多西药，吃过抗生素，也用过痢特灵这类的药，但都不能解决问题。这种情况下，用这方子治愈慢性结肠炎是比较有效的。不过治疗时不是只吃一剂就好，没那么快。要坚持一段时间，大约1个月，门诊看4次左右，可逐步好转。这种经验可通过再实践来证实。好方法都是从实践中来，再到实践中去，通过实践经验的总结逐步提高疗效。

我的用法就是这样，不过分量用得比较轻。一般消炎的药（如鱼腥草等）这里也没有，有人问是不是能用一些？这问题不大，肠子里发炎，需要消消炎，可以用一些，但不是主要方面。

主要的应该是两张方子：一张是理中汤；另一张是痛泻要方，再加秦皮。秦皮这个药在什么方中有呢？白头翁汤中有秦皮。白头翁汤治肠中热得比较厉害的（热毒痢），主要是一种急性发作时大便里有黏冻脓血的脓血痢，下利脓血。《伤寒论》中说："热利下重者，白头翁汤主之。"热利下重者用白头翁汤，这里面有秦皮。虚寒下利者不用白头翁汤。这张方子大约偏在温的方面，不是偏在凉的方面，用于热多寒少，以虚为主，肠中湿热还没有清爽，这样联系起来看，酌情选用秦皮是有效的。

从上述症状分析病机，再根据病机确定治法，这就是按理法方药思路形成一张方子的过程。这个过程是连贯的，对药物的选择也不要随意抄录。兵不在多而在精，对药味的选择也是如此。《伤寒明理论》中说："制方之体，宣、通、补、泻、轻、重、涩、滑、燥、湿，十剂是也；制方之用，大、小、缓、急、奇、偶、复，七方是也。"可见，方剂有七方十剂，方有很多很多，有奇方、偶方、复方等，十剂包括宣、通、补、泄、轻、重、滑、涩、燥、湿十类方剂，这里不详细展开。

病案 2

第二个患者 34 岁，年纪也不算大。这位患者的症状有大便溏薄，夹有黏冻，每天拉 3 ～ 5 次，便前腹痛（痛了要拉，这与上一个患者差不多），吃了后不消化、腹胀。腹痛属寒，腹胀是气胀，大便溏薄时间长了便稀，黏液是湿在里面，湿浊有黏液。与上述病例的不同之处在于这位患者没有后重的感觉，后重感主要指大便不爽快。区分有无后重症状就辨大便爽快还是不爽快。患者还有面色不华（血色比较差），精神比较疲乏，比较怕冷（此为阳虚），舌质淡，苔薄腻，脉濡细。这不是贫血的舌质淡（一般舌质淡有贫血）。这患者腹泻，是阳虚的症状，见舌苔薄腻或者薄白。这位患者患病时间也长了，有 5 年之久，这 5 年里有时好，有时复发，患者精神不振，饮食少，吃下去不消化要腹泻、腹痛，有些怕冷，如此 5 年，脉象濡细（比较细弱无力）。这位患者分析起来比较简单，他有比较明显的脾阳虚，还有脾阳不振、清气不升（也是清气下陷）。和上一个患者相比，他的湿热不太明显，着重是脾阳虚和心气虚。

清气不升，实际上是气虚不能上升。清气为什么会要下陷？实际上气虚了清气才下陷。气不虚的人，清气不会下陷。补中益气汤就是补中并益气，使清气能够升扬上升。这类病证也用理中汤，着重补气升清多一点。多考虑一些，这张方子帮助阳气方面应该重一点，考虑用附子理中汤。理中汤单用炮姜，一般不好就加附子。这位患者直接用附子，用附子钱半至3钱，重一点用3钱，炮姜钱半，炒白术3钱，党参9钱，炙甘草2钱，在理中汤里加了附子就成为附子理中汤。补气加重些，黄芪3钱。党参与黄芪一起用补气力量大，加强功效。理气药仍然要用，因为有肚子痛，加木香3钱。仍然用炒防风钱半，白术3钱，仍是痛泻要方的意思。茯苓3钱（腹泻者应加些和中利小便的药），茯苓药性比较平缓，在方子中也可用。焦山楂4钱，山楂、神曲一起用可以，止泻主要用山楂，另用红枣6枚。这个方子吃下去没改变，考虑到益气升清应该用补中益气汤，升麻、柴胡要用上去，这张方子没用升麻、柴胡，所以二诊时去掉防风，加升麻钱半，升麻比防风重一点，如果再加柴胡也可以。二诊方合起来讲是基于附子理中汤、补中益气汤、痛泻要方三个方子的，不同于上一张方子的地方是补中益气汤的成分多一点，益气升清的药多一点，治湿热的药少一点，此处没有用秦皮。

这方吃到3个星期左右，四诊时大便改善到每天一两次，大便颜色转黄，比较成形，胃口增加，精神也好些。患者欲将中药做成丸药。丸药不要太大，若大了吞不下去，可做成2钱1粒，4钱分2次吞，3钱蛮大了，有人不太会吞服，可以先吃2钱，以后增加到3钱。如果做成药片更好些，比如党参片、黄芪片，吃5片比较容易吞，丸药不好吞的患者可分多次吞，真正吞不下丸药的患者可以把丸药碾碎化入水中喝下去，或将丸药剪碎，用纱布包好，煎煮成汤药也可以。所以复诊时要问患者药吃下去有啥反应？一个是好的反应，吃了以后感觉好了，舒服了；一个是不良的反应，吃了后有恶心和不舒服的。这些反应要考虑，虽然讲药是用对的，药方也是对的，但是如果患者吃下去感觉不舒服，要适当加减，要注意患者服药后的感觉如何。

这位患者属于慢性结肠炎。慢性结肠炎中有的仅是脾阳虚，有的是脾胃阳虚夹湿热，有的是脾阴阳虚。

本案患者正在壮年，三四十岁，初期是实证，久病不愈，脾胃受伤，虚中夹实，中焦虚寒，肠有湿热，所以用理中汤温中健脾，配合芍药、木香、秦皮之类，以温中调气，清除肠中湿热为辅，即所谓温清同用之法。大家注意一下，一般用药时温药、清凉药是不能同用的。这张方子是温清同用，上面用温药，下面用清湿热的药。

还有的患者，肠中热毒较重，也就是说从肠中拉出的是脓血，一般我们叫它热毒痢，热毒比较重，可加白头翁、黄芩、黄连之类。就是照这张方子加秦皮，再加白头翁，再加黄连、黄芩苦寒的药，这样一般对溃疡性结肠炎（有脓血的）是适用的。对脾胃虚寒者，仍然用炮姜、党参、白术、甘草。轻的如此，重的白头翁汤加进去，这方法是温清同用。

本案是单单虚寒，阳气不能上升，用温运脾阳、益气升清。注意这类患者不能用苦寒清凉的药（如黄连）。有人治疗拉肚子喜欢用香连丸，黄连、木香一起吃，一般能用。但这种患者不要吃香连丸，黄连、黄芩、秦皮等苦寒清凉药要注意一下。

还有一个问题，假使脾肾阳虚，下关不固应如何？前面没讲，只讲到附子理中汤为止，进一步应怎样呢？进一步应加固涩的药，我再介绍一张方子——四神丸。脾肾阳虚，下关不固时按照理中汤、补中益气汤，下面再加固涩的药，这就是四神丸。下关不固要设法固涩，四神丸中有肉豆蔻、五味子、补骨脂、吴茱萸。吴茱萸温厥阴，还可加炮姜，还可加诃子、五味子这类酸的药，以加强固涩作用。如果前面的药吃下去还是不行的话，仍然拉肚子，就加酸的药。

（四）对"用药轻灵"的理解

药物的分量不宜太重，不要轻易一两一两地用。多数患者在看中医前都去别的医院看过，药吃得非常多，到我们这里，我们所给的药量却并不重，这是为什么呢？我的想法是：轻化浅入是一种适宜的治疗方法，这个方法应引起关注。有人认为方子太轻会没有用处，实际上不是这样的。我们不需要顾虑药量太轻，相反，重药吃过的患者如果没起作用，就更没有其他药物可以选择了。这如同走路已走到末端，再走也走不过去了，既然那条路走不行，就要调过头来。药用得轻一些，反而会有作用。轻的意思当中还有"灵动"之义，轻还要灵，只轻不灵也没有用处。那么什么是"灵"呢？用的药能鼓舞药力，吃下去能发挥作用，这就是灵。轻而灵就可以鼓舞胃气，这就是李东垣的方法。李东垣擅于运用轻而灵的方法，他用药都轻。大家知道补中益气汤，还有他的很多方子，尽管用药配伍比较复杂，但是药量都很轻，吃下去一般都能起作用，这样就可以鼓舞胃气。鼓舞胃气的意思就是说吃下去胃要能耐受，比如我们吃饭，吃得下去就可以多吃点，吃不下的人不能多吃，只能少吃些。药也如此，能耐受的人应该药重一点，而对于不能耐受的人，药太重吃下去反而出问题，过犹不及，所以我们用药应该轻而灵，这样才能发挥药的作用。这也是叶天士的办法。同志们可以翻翻《临证指南医案》，叶天士的医案并不容易看得懂，因为他的医案写得不太清楚，他没有详细记录症状、舌苔、脉搏，信息多有缺失，有些只写症状，有些只写治法，没有详细全面地讲，下面就一张方子。读这种医案着重看他用药，他用药非常轻灵。医案的记录不详细，还可以从用药来推测患者的情况，这样才比较全面。古人的书往往不写得详详细细，我们讲得尽量仔细全面些。

二、腹痛

如果食后有点痛，或到晚上有些肚子冷痛，就在前面的方子中加些肉桂。肉桂温中，肉桂和炮姜配合起来力道就大些。所以上面病案如果腹痛得厉害时就加肉桂，不要等服药后看情况再加。炮姜加肉桂可进一步止痛。炮姜还可与附子一起用，比如附子理中汤。炮姜作为第一步，进一步加肉桂，加附子，从而加大温中的力量。如果有肚子冷和痛就加肉桂，用量5分至1钱。舌苔根部有点腻，上述方中有白术，白术健脾力量有，但化湿力量不够，如果舌苔腻不好的话加苍术3钱。那么后重，如果吃了秦皮、防风以后，后重问题仍没有解决，再加升麻，使上升的力道加大。这样用药是有步骤的，从防风进一步加升麻，从白术进一步加苍术，从炮姜进一步加肉桂或附子。用药不能一股脑全用进去，初步学习时特别容易犯这个错误，好像全部放下去力量大些，效果好些，当然急性病可以这样用药，但慢性病，身体一天好一天坏，用量重也解决不了问题，应该逐步调理解决。

下面这个患者有个困难，他不能吃啥东西，比方吃菜就容易腹泻，吃肉也要腹泻。我建议这样的患者吃些豆制品、鸡蛋这类比较容易消化的食物。如果吃了东西后容易腹泻，这属于饮食不慎。又或者有的患者如果过度疲劳，也容易发作。在复发时该怎么办？复发时要补气，加党参、紫苏、荆芥各 3 钱。这阶段若受寒也会复发，加紫苏可散寒，加荆芥也可以散寒，也可以治腹泻。党参暂时拿掉，健脾的药也暂时拿掉，其余药还是照样用。就是说受冷发作时暂时吃些发散的药，将补的药暂时拿开，之前的方子继续吃。这样的加减还是比较简单的。

这个患者最后好了，他到第四诊时情况已经改善，不过还没有完全好。之后他继续来看门诊，大多数以香砂六君子汤的意思加减再吃一段时间。约 3 个月的时间后他就不来看了。

这个患者是慢性结肠炎，已拖了 2 年。每年他半年时间在发病，另半年一般情况也是每天拉二三次，发作时期五六次至十几次，时好时坏。2 年病程算长了，治疗就如此，大约吃了 3 个月的药。

还有一个患者我不详细说了，照这办法，吃了后腹泻还是不能好，如何办呢？因为吃汤药比较困难，有些患者要工作的，提出能否吃丸药？那就是把方子变成丸药。按照方子用量翻 10 倍，比如 3 钱的变 3 两，各翻 10 倍，做成丸药，就这么用。丸药吃法：1 次吃 3 钱，1 天吃 2 次，5 钱至 6 钱。这样子对经济比较紧张的患者也是一种选择。同志们可根据理中汤、痛泻要方等，再加些山楂、神曲、陈皮，请药店加工成丸药。1 天吃 5 粒，分 2 次吞，这样吃有好处。一般的吃香砂六君子汤，适用于腹泻已不明显，但精神状态还不太好的患者，补补脾胃就这样用。

我讲的一些病案不完整，不是腹痛的病案全部有了，着重介绍临床上常见的一些情况，多是虚中夹实的问题。

三、呕吐

呕吐也是胃病，也有寒、热、寒热夹杂的区分，治疗大法以辛开苦降、和胃降逆为主。和胃的药书上都有。临床治疗呕吐需要注意：理气药不能用得太重（辛燥耗气），伤阴的药也要慎用。因为胃病与呕吐不同的地方在于，呕吐容易伤阴，也容易伤胃气。

第一个病案，初诊时呕吐已有 1 年余，这个患者年纪比较小，只有十几岁，在插队落户后得了这样的疾病。这个患者呕吐已 1 年多了。这种呕吐中医叫胃反，西医诊断叫神经性呕吐（属于胃的神经症），拍胃片检查没有啥异样。这种类型的呕吐临床上常常会碰到，中药就用和胃的药，和胃降逆为主。患者吃了以后就想吐，不是一下子全部吐出来，是慢慢地吐出来，吐出来的东西尽是不消化的，吃什么吐什么，没有酸的味道，也没有苦的味道，大便当然艰难了。吐过之后，患者会想吃东西，感觉有点饿。患者一年多没好好吃东西了，比较消瘦，舌质比较红，口干，说明阴伤的现象比较明显。脉细弱，说明多吐伤气，多吐伤阴，胃气胃阴同时受伤。这病看起来属脾胃，但主要是胃的问题。脾病多泻，胃病易吐。临床上吐的疾病主要治胃，治脾的药不能够治胃病。这个患者还受了惊吓，惊恐伤肝，久吐不愈伤胃，呕吐不止。基本病机是气阴两伤、脾胃两伤。由于东西吃不进，脾也不能够正常运化。治疗上，虽然着重治胃，但实际上脾胃同时治疗。

治吐有两种方法：一种是养阴和胃止呕，另一种是温中和胃止吐。如果是舌苔白、口不干，就要用温中的药。但这个患者舌质红、口干，所以治疗方法以益气降逆、疏肝和胃为宜。

从舌象上可以看出是胃阴伤，药用旋覆代赭汤。旋覆花3钱、代赭石4钱、川楝子3钱、半夏3钱、陈皮3钱、竹茹3钱。川楝子能够清肝平肝，半夏止呕，陈皮燥湿；养胃阴方面，加北沙参3钱、麦冬3钱、谷芽4钱，再加枳壳钱半，理气宽中，行滞消胀。

这张方子嘱咐他吃3天，因为呕吐，患者多吃也吃不下去，估计吃中药会吐掉，吃西药也吐，所以先吃3天试试看。第2次来看病，患者呕吐略微好些，吐了后胃里仍然感到有点嘈杂，所以原方再加黄连5分，7剂。三诊时，患者呕吐逐步减轻，继续用原方。四诊时，患者已经吃了20剂药，呕吐已止，大便亦疏通，因为呕吐好了，气也下降，所以稍微吃点东西大便也有了。患者饮食稍微可以吃一些东西，如豆浆、稀粥、软饭等，吃了后胃中也不难受，原来吃了就要吐。舌头仍然红。舌干且红、无舌苔的患者，舌苔不是一下子就生出来，需要胃气恢复时舌苔才能慢慢生出来。胃阴和胃气慢慢恢复，慢慢会生出舌苔。舌头方面主要从胃入手，胃气、胃阴比较重要。

患者接下来调换了方子，用麦门冬汤。麦门冬汤里面有麦冬、半夏、党参、甘草、粳米、大枣。这里没有用粳米、大枣，用了陈皮、谷芽，和胃开胃，连续吃长一些时间。

另一种患者要吃酸的药，酸能和胃生津，也可以加平肝利肝的药，酸的药也能利肝，越是胃阴伤得厉害越是肝火旺。如果上述药吃了还不行，可加芍药，芍药能平肝和胃，也能止痛止吐。乌梅、芍药可以准备，前面药吃了灵的，就不再用他们，有时加木瓜（木瓜也是酸的），酸的药能止吐，酸的药能利肝。

　　为什么要利肝呢？肝气跑来跑去没有固定地方时，需要利肝。肝火比较旺，冲到上面也需利肝。治长久的疾病要用利肝养肝的药，而病初起时用疏肝平肝的方法。利肝用酸的药来利，酸以利之，辛以散之，苦以降之。治肝的疾病用苦、辛、酸这些药。对于和胃要带点甜味的药，如用甘平、甘温、甘润等药。这是治肝与治胃用药的不同之处。这个患者不能用香燥的药，这要注意。补胃气，养胃阴，方子就是这几张，一张是旋覆代赭汤，一张是麦门冬汤，一张是黄连温胆汤。以上三方都能够止吐，养胃阴，养胃气。止吐要加些苦的药（苦以降之），黄连、川楝子等味道都比较苦，能够止吐。吃这些药时，要关照患者慢慢吃，别一下子吃下去，吃掉两口，等会再吃两口，等到胃能接受时，药就慢慢能起作用了。假使药一下子吃下去，患者全部吐掉，药仍然没有用处。后来应该用甘温养胃的药，麦门冬汤养胃气、养胃阴，不用酸和辛的药。辛、酸、苦，麦门冬汤都不用，而用甘平、甘润的药。

　　第二个病案比较轻一些，患者身体原来比较好，2年前吃了饭后，自觉胃脘痛，并吐出不消化之物，吐了之后觉得好了，但从这次之后经常有这种情况，吃了饭要吐，要恶心，有时候轻，有时候重。这种情况也是胃病，是胃病带呕吐，不单独是呕吐的问题，主要是胃病。胃病开头时大概有几种症状，一个是胃嘈杂，一个是有点恶心或吐，是这样逐步发展的。

　　胃病初期往往不被重视（尤其在年轻人常常任其自然），胃病慢慢会发展，开头有点胃嘈杂，吃东西后有点胃胀嗳气，这一般是胃气不和。这时期没大问题，吃东西当心一点，不要过饱，不要过分饿，饥饱调匀一些，轻微的胃病容易解决，假使仍然不注意，疾病会慢慢地厉害起来。

　　患者舌质有点胖（提示有些气虚），舌苔有点薄腻（提示消化不太好），脉细弦（脉弦不是痛，它提示肝气犯胃）。患者饮食伤脾胃，脾不运化，肝气上逆，引起呕吐。治疗方法是和胃降逆，用旋覆代赭汤合橘皮竹茹汤。两张方子比较一下，差不多。旋覆花3钱、代赭石3钱、紫苏3钱、白蒺藜3钱、青皮3钱、陈皮3钱、炒竹茹 3 钱、煅瓦楞 1 两、佛手钱半、木香 2 钱、生姜 2 片。

这个患者病情比较轻，受了点冷引起呕吐，所以用紫苏 3 钱。患者看起来偏寒，从舌头上看舌苔薄腻，舌质有点胖。因为没有舌红，所以不用养胃阴的药，也不用苦寒降逆的药，用顺气降逆温中的药。假使这个患者服药后仍然吐，可加干姜和吴茱萸。有张方子叫吴茱萸汤，《伤寒论》中有"干呕，吐涎沫，头痛者，吴茱萸汤主之"的条文。吴茱萸汤有吴茱萸、人参、生姜、大枣。此方中生姜、干姜都可用，吴茱萸通常加 5 分至 6 分。黄连可与吴茱萸一起用，一般黄连用得多，用 5 分至 6 分，吴茱萸用得少些，用 3 分至 5 分。吴茱萸有人觉得有股味道，容易引起呕吐，所以不要多用。从前的方子中，用药分量的多少是有区别的，相互配合中主要方面的药量应该用重一点，次要方面的药量应该用得轻一点，要分主次，不要用同样的分量，也不要用过分重的分量。

患者服药后呕吐减轻了，舌苔、脉象没有大的变化，所以二诊时方子照原方，另外加谷芽 5 钱。三诊时，呕吐已经止了，稍微有些腹胀，所以原方基础上加大腹皮。这个患者是比较轻的反胃，没有用苦寒药如黄连或川楝子等。

今天就讲到这儿，主要总结几个问题：治病应该从脾胃入手，治脾的药应该上升，因清气容易下陷，治胃的药应该下降。脾和胃同时生病，要看症状，脾胃同时有病用药应该上升，还是应该下降？要根据情况分别对待，偏泄泻的应该上升，偏呕吐的要下降，这样来区分轻重。

四、脾胃病治法总结

前面讲了脾胃的病变，我们把脾胃方面的书再翻一翻，主要理一理重点，主要是三个方面：一是呕吐，二是泄泻，三是腹痛。今天我主要从以下几个方面来介绍治法。根据李东垣用药的特点，常用治法有三：一是升发，益气升阳，补气能够升阳；二是泻火散火；三是升降沉浮的调节，使气机升降有序，通达顺畅，重点在升降方面的调节方法。

（一）益气升阳

现在讲第一点，关于清气不升。升降失调中的第一个类型就是清气不升。清气不升一般表现为久泻。一般的泄泻不能算清气不升，长久的腹泻才是清气不升。

清气不升有两种情况：第一种是脾阳虚弱。脾阳也包括脾气在内（即脾胃之气和脾阳都虚弱）。脾阳虚弱的腹泻（如慢性肠炎）大便比较稀薄，吃下去东西会有腹痛、不消化等表现，人多怕冷、消瘦。治疗上，一般以理中汤为主，重一点用附子理中汤。那么在理中汤中是不是要加升麻、柴胡呢？理中汤中可以加升麻、柴胡。理中汤能温中止泻，但不一定能升清气。如果理中汤中加些升麻、柴胡帮助升清气，效果一般比理中汤更好些，所以根据李东垣学说的升清气理论，可以加升麻、柴胡。如果有肾亏，还可以加些补肾固涩的药，如补骨脂、赤石脂。这样化裁后，方子的止泻作用比单用理中汤要好些。如果腹痛严重，还要加芍药。芍药能缓解痉挛，能止痛。《伤寒论》中说腹痛者加芍药，芍药可用3钱至5钱（9～15g），现在用得多的到1两（30g）也有。这问题不大，因为芍药还有止泻的作用。

第二种是清气不升，是脾胃虚弱兼夹肠有湿热。这种情况大多数属于慢性结肠炎的症状，拉出来白冻或黏液，有时候有红血球（红细胞，下同）、白血球（白细胞，下同）多一点，这是慢性结肠炎。这种病用常见的治法，如刚才讲的理中汤加升麻、柴胡，是不能解决的，因为肠中还有污秽没有清除。既然肠中有湿热，就要清化湿热。脾胃虚弱的人还是要健运脾胃的。这种疾病不容易好，特别是得病日久、反复发作的患者。下列方子是治疗慢性结肠炎的方子，大家可以参考使用。

一张方子是上面讲过的理中汤，有干姜、党参、白术、甘草这四味药。因为肠中有湿热，所以要加化湿清热的药，如用秦皮、香连丸（6g，分吞）。秦皮就是白头翁汤里的秦皮，香连丸和黄柏一起用。如果没有香连丸，就用木香和黄连，嵌在方子中也可以。这方法就是上面用健脾胃的药（偏温的药），下面用收敛的药（偏苦寒的药），同时带些理气的药。这种肠有湿热的毛病用升麻、柴胡、补骨脂等不太合适，即不适合用固涩的药，而要先清火。这种患者拉起来不太爽快，症状上有后重的感觉，还有腹痛、肛门急迫等。这时不能按一般的腹泻来用药，应该使它流通。"通则不痛"，已经痛了，但没有畅通，这时候要用流通的药。这时不能吃大黄等泻药，而是通过调和升降，使它自行通畅。理中汤加苦寒药一起用，也是一种调和升降的办法。降，就是使湿热下降；升，就是使脾胃清气上升。不过这里不能用升麻、柴胡来升，因为夹杂了肠中湿热，上升的药要少用些，这时要着重用清火的药。

（二）散火泻火

散火的方法是针对火郁的问题而设。火郁在里面发不出，叫火郁，可表现为虚热。甘温治大热，有时候不见效（即补中益气汤不能解决时），应掉过头来考虑。如果属阴虚的要用清胃散；还有一种属于气虚夹阴虚的，气虚久病与瘀血有关，就要加活血化瘀药。

讲甘温除热法时，我提及一个滋阴退热，一个甘温除热，一个化瘀活血退热。内脏方面，体内有肿块，也可以有低热。这种低热，不容易退掉，一般用化瘀活血的方法，但应在化瘀活血药中加和中的药同用。

如果夏天有低热，到秋天风凉时能够退的，这种低热好像没啥大关系。但这类人从体质来讲还是属于气阴两虚，脾胃不强健，吃得少，事情比较多。这种症状多是因烦劳引起的，在饮食方面又不调节，就容易引起低热。这也属于内伤脾胃的范围。对低热来说，用退热药时，不要用苦寒的药，苦寒的药不能解决这个问题，这时应该属于气血虚了，要补，比如因烦劳及饮食引起。体内有肿块引起的，还有其他原因引起的低热，也可以用调气活血等方法。

（三）调和升降

1. 清气不升

有的患者在一般情况下没有紧张，没有刺激，拉的次数就少一些。假使受点刺激，如虚、饿、郁等因素，大便次数就会增加。这属于情志内伤，是阴火的关系。阴火有两种：一种是肝气旺，表现为腹胀、腹痛，感觉很不舒服，这是肝气不舒；还有一种是心肝之火内动，表现为心烦、失眠、头胀、头昏等各种症状。假使慢性泄泻中有这种情况，肝气引起大便次数增多，一般用逍遥散，里面有柴胡、当归、白术、党参、甘草等。这是肝气旺，肝气不舒的类型，没有火的现象。还有一种，患者比较急躁、失眠、心烦、头痛，这种要加平肝降火的药，加平肝潜阳的药。同学们如果碰到这种类型，有心火旺的表现，情绪比较急躁，这样就要加些平肝潜阳的药。比方说舌质红、舌苔比较黄的，可加些黄连、朱砂安神丸这类。补脾胃（健脾胃）用补中益气汤，与朱砂安神丸一起用，服用后晚上睡眠好，也可以健脾。这样一方面健脾升清，另一方面能够滋阴降火。这是第一种类型，清气不升的内容。

2. 浊气不降

清气不能上升一般表现为上面的症状。浊气不能下降，就是胃失和降，舌苔比较腻，饮食不消化，主要表现为呕吐。呕吐有的是受了点冷，吃的东西都吐出来。这不算，东西吐掉，人就能舒服了，一般喝点生姜汤就可以了。受点冷的呕吐没关系。假使不是因为受冷，吃能够吃，但吃了后要吐，这种情况就是浊气不降，主要是胃气不能下降。上面讲清气不能上升，这儿讲浊气不能下降。胃失和降，浊气上布，这种情况用旋覆代赭汤加减。旋覆代赭汤顺气、降逆、和胃，同时可加的药有两个方面。一加偏温的药，温中降逆，如干姜、吴茱萸这类温药。温的药能够止吐，大致用于白腻苔的患者。旋覆代赭汤加温药使浊气下降。还有种寒热夹杂的，有寒有热，如舌质是红的，舌苔有些黄，嘴巴比较干，就不单单是寒了（寒倒是用药比较容易见效）。这种要用辛开苦降的方法。刚才讲辛开用辛温的药，使其开通而使浊气下降。现在辛开苦降的药一起用，代表方是左金丸，用黄连、吴茱萸，黄连多，吴茱萸少，我们实际用药时也可以黄连、吴茱萸用量差不多，大致上相等。辛开苦降同时用。假使热比较重，黄芩加黄连一起用。假使寒热夹杂，寒比较多，吴茱萸加干姜一起用，还有半夏、陈皮止呕吐，都可以用。浊气不降主要是和胃降逆，使浊气能够下降。往往这种患者一是舌苔比较腻（应降浊）；一是舌头反而红，因为吐的时间长了伤胃阴，舌头非常红，看起来没有舌苔。这样旋覆代赭汤是可以用的，但用药时加苦降的药不行，黄连不行，吴茱萸、干姜也不能用，这时应养胃阴来使浊气下降。

养胃阴的方法，李东垣在这方面的介绍是不够的。他方子里面升清气的药有了，但降浊的药是不够的，养胃阴的药也没有。叶天士在李东垣的基础上有所发展，创立了养胃阴的方法，如益胃汤，以沙参、麦冬为主。在此基础上，我们还可以加一些清降的药，比如橘皮竹茹汤。陈皮、竹茹一起用，半夏也可以加，黄连暂时不要用。橘皮竹茹汤可以加麦冬、石斛这类，有时候加枇杷叶。枇杷叶是治咳嗽的药，在护胃降逆中有时也可用，因为清肺也能降逆。降肺气也能使胃气下降，这牵涉肺与脾胃的关系，故可用枇杷叶降逆止呕。

3. 升降紊乱，清浊相混

浊气不降，主要从胃考虑。清气不升，主要从脾考虑。

清浊混淆，上升、下降全乱套了，升降代谢就会紊乱。常见的慢性或急性胃肠炎，以及霍乱，都属于清浊相混，乱于肠胃，清浊不分。我们临床碰到的常见症状有腹泻，还有的表现为胸闷腹胀。李东垣《兰室秘藏》原文也有描述，有些部分描述得很恰当，某些部分描述得不太完整，含含糊糊，不太准确。胸闷腹胀，肚子胀，属于热，一方面要泻，吃大黄这类，使污秽能够泻下来，升和降慢慢能够调整。这种患者肚子胀得厉害，清浊不分，大便秘结，或小便不太流通，一定要设法让邪从大小便中排出去，祛除浊邪，从而使清能上升，浊能下降。这是清浊不分的一种，表现为腹胀。第二种表现为吐与泻，呕吐再加拉肚子，这不是急性的胃肠炎，也不是霍乱，而是慢性腹泻的症状再加一个吃下去要吐的表现。一是腹泻，一是吃不进，这病比较重。如果能够吃一些，会比较好些。吃了要腹泻与不能吃以及吃了要吐相比，后者比较严重。用啥办法？可以补吗？补还是应该补的，但总的来说患者脾胃非常虚弱，脾胃虚弱以后，引起升降失常，升不能升，降不能降，这是一个方面。还有一个方面，因为脾胃虚弱得厉害，消化功能完全没有了，因此要拉，要吐。三个类型中这种比较厉害，不是单单泻，不是单单吐，而是吐泻夹杂在一起。用起药来要辛开苦降，止吐，这是一个方面；还有一个方面，根据李东垣的方法，用香砂六君子汤或丸来补脾胃，仍从脾胃入手。这种又泻又吐的疾病，主要还是从以上两个方面考虑。吐还需辨一辨是胃阴伤，还是脾阳虚？按上述的辨证方法，拉肚子也要辨一辨是清水泻还是其他？拉的东西也要看一看，是偏热的，还是偏寒的？总之，要寒热同用，调和升降。

我们体会李东垣的脾胃学说要分三个方面：一是补中益气的方法，二是散火泻火的方法，三是调和升降的方法。

第三讲　论虚劳

内容提要

本讲内容以气血阴阳为经，以五脏为纬，阐释了虚劳病证的辨治规律和临证用药特色。文中也简要提及了中医文献对虚劳（包括五劳、六极、七伤）的病机和病证规律的认识，对虚劳的每一个类型都阐述了其主要临床表现、辨证要点、常用治法及方药举例等内容。

一、对虚劳的认识

虚劳，就是各种虚弱的疾病。虚劳不仅是一种疾病，还包括虚劳的许多症状，并牵涉五脏的很多问题。虚劳病要区分类别，如实证、虚证、虚实夹杂之证等，因《黄帝内经》中讲"邪气盛则实，精气夺则虚"。虚证中还要区分阴虚和阳虚，如《素问·调经论》中讲"阳虚则外寒，阴虚则内热。阳盛则外热，阴盛则内寒"。阴虚表现为口干、失眠、大便干结等内热之象，也就是《黄帝内经》所说的阳虚则寒、阴虚则热。《灵枢·刺节真邪》中还讲道："阳胜者则为热，阴胜者则为寒。"

《素问·五脏生成》还提道："心之合脉也，其荣色也，其主肾也。肺之合皮也，其荣毛也，其主心也。肝之合筋也，其荣爪也，其主肺也。脾之合肉也，其荣唇也，其主肝也。肾之合骨也，其荣发也，其主脾也。"这就是五脏方面的症状。如肺主皮毛，肺的疾病会呈现皮皱毛落、形瘦屡羸、干咳无痰或痰少质黏、潮热盗汗、午后颧红、少寐失眠、口干咽燥、喉痒喑哑、舌红少苔等。临床上常碰到的病情不是挨着次序来的，所以要掌握心经、肺经、肝经、脾经、肾经所对应症状的特征。如果看到血脉方面的现象，如血脉虚弱、面色无华、心悸多梦、心烦、失眠、健忘、易惊、五心烦热等，应考虑心经的疾病。

脾胃方面，脾胃虚弱时受纳运化功能减退，大致可分为脾气虚、脾阴虚、脾阳虚，见表1。

表1　脾气虚、脾阴虚和脾阳虚的特征

脾气虚	食少便溏，胃脘不舒
脾阴虚	不思饮食，便燥干呕，形体消瘦
脾阳虚	食少，遇寒或稍不小心即便溏，少气懒言，脘腹隐痛

肝的方面，大致可分为肝血虚和肝阴虚，见表2。

表2　肝血虚和肝阴虚的特征

肝血虚	胁痛肢麻，筋脉拘急，脉弦
肝阴虚	胁痛肢麻，筋脉拘挛，肌肉瞤动，眩晕耳鸣，目干涩，视物昏花

肾合骨也，其荣发也，其主脾也。肾经的疾病会引起骨质亏虚。肾的方面大致可分为肾气虚、肾阴虚、肾阳虚，见表3。

表3　肾气虚、肾阴虚和肾阳虚的特征

肾气虚	腰膝酸软，小便频数不禁，或尿清长
肾阴虚	腰膝酸软，遗精足软，耳鸣耳聋，肌肉萎缩
肾阳虚	腰膝酸软，遗精阳痿，五更泻或下利清谷，夜尿多或尿失禁

根据虚劳发展的趋势一般可划分为气虚、血虚、阴虚和阳虚几个阶段，每个阶段的症状各有共性和特性。其共性的内容，见表4。

表4　气虚、血虚、阴虚和阳虚的特征

类型	常见病位	共有症状	常用药方
气虚	肺、脾、心、肾	神疲乏力，少气懒言，舌淡脉弱	补肺汤，加味四君子汤，六君子汤，大补元煎
血虚	心、肝	面色少华，眩晕，舌质淡，脉细	养心汤，四物汤
阴虚	肝、心、脾、肺、肾	潮热盗汗，面色潮红，五心烦热，口干咽燥，舌红少津，脉细数	沙参麦冬汤，天王补心丹，益胃汤，补肝汤，左归丸
阳虚	脾、心、肾	形寒肢冷，神疲乏力，面色苍白或萎黄，舌质淡，脉沉细	附子理中丸，拯阳理劳汤，右归丸

----

* 从录音的内容可以知道，黄文东在讲座时有与之配合的讲义。文中穿插的表格内容是整理者根据录音的一些提示和上下文的内容进行总结并填写，本讲同。

五脏是有联系的，气血同源，阴阳互根，五脏相关。各种原因所致的虚损，阴损及阳，阳损及阴，往往相互影响，初起病证比较简单，到后来就越发复杂，越发难治，所以要尽早阻止其发展。

五脏互相联系，气血互相影响。肺病可入脾，脾病可入肾，也可连累到肝，也可累及心。五脏之虚往往由一虚渐渐导致多虚，由一脏累及他脏，因此，不能仅局限在一个脏腑考虑问题。气虚者，容颜亦衰，气虚进一步会出现阳虚的症状。血也会虚，血虚有头昏的现象。到了阴虚、阳虚会有萎缩的现象，还会发展到阴损及阳、阴损及阳，这时治疗就更困难了。仅有阳虚还好治，仅有阴盛还可医，但阳虚阴盛一起出现就比较难治了。临床上，阴盛阳虚夹杂的情况比较多见。实际工作中首先要辨别气血阴阳亏虚以何为主，心、肝、脾、肺、肾五脏虚损以何为主。

二、对五劳七伤的认识

今天讲关于虚劳的辨证，首先对五劳七伤的解释进行补充说明。《诸病源候论》中有关于"五劳六极七伤"的认识，其原文如下：

> 夫虚劳者，五劳、六极、七伤是也。五劳者，一曰志劳，二曰思劳，三曰心劳，四曰忧劳，五曰瘦劳。又，肺劳者，短气而面肿，鼻不闻香臭。肝劳者，面目干黑，口苦，精神不守，恐畏不能独卧，目视不明。心劳者，忽忽喜忘，大便苦难，或时鸭溏，口内生疮。脾劳者，舌本苦直，不得咽唾。肾劳者，背难以俯仰，小便不利，色赤黄而有余沥，茎内痛，阴湿，囊生疮，小腹满急。
>
> 六极者，一曰气极，令人内虚，五脏不足，邪气多，正气少，不欲言。二曰血极，令人无颜色，眉发堕落，忽忽喜忘。三曰筋极，令人数转筋，十指爪甲皆痛，苦倦不能久立。四曰骨极，令人酸削，齿苦痛，手足烦疼，不可以立，不欲行动。五曰肌极，令人羸瘦，无润泽，饮食不为肌肤。六曰精极，令人少气，噏噏然，内虚，五脏气不足，发毛落，悲伤喜忘。
>
> 七伤者，一曰阴寒，二曰阴萎，三曰里急，四曰精连连，五曰精少、阴

下湿，六日精清，七日小便苦数，临事不卒。又，一日大饱伤脾，脾伤，善噫，欲卧，面黄。二日大怒气逆伤肝，肝伤，少血目暗。三日强力举重，久坐湿地伤肾，肾伤、少精，腰背痛，厥逆下冷。四日形寒寒饮伤肺，肺伤，少气，咳嗽，鼻鸣。五日忧愁思虑伤心，心伤，苦惊，喜忘善怒。六日风雨寒暑伤形，形伤，发肤枯夭。七日大恐惧不节伤志，志伤，恍惚不乐。

我想再简单讲一下五劳、六极、七伤的问题。五脏之劳，指五脏过分劳累后出现的一些症状。五脏之劳指因劳而致病，在工作当中无论体力还是脑力，过度都会造成五脏的一些损伤，表现为五脏的一些虚证，接下来会谈到这些内容并给出一些解释。在今天上课的辨证施治中，心、肝、脾、肺、肾虚的证候都要联系上。

五劳者有七情——喜、怒、忧、思、悲、恐、惊。过怒伤肝，过思伤脾，过喜伤心，过忧伤肺，惊恐以及生活过度则伤肾。讲义中的五劳与《诸病源候论》中的五劳意思差不多。五劳的一些症状为什么会发生呢？原因一是情志方面，喜、怒、忧、思、悲、恐、惊七情致伤。原因二是生活伤肾，房劳过度所引起。七伤的内容实际上包括了五劳的内容。五劳的原因是七伤。七伤当中主要是七情。七伤主要包括七情致伤和生活伤肾这两方面。这样就可以简明扼要地概括说明这个问题了。五脏过劳出现的某些虚的症状，其原因不外乎一个是情志，另一个是生活伤肾，从而形成虚劳病。

七伤主要指七大因素，归纳起来实际上是两个，即劳神与猛力。不能讲这个因素伤肝，那个因素伤心，这样机械地讲是不妥当的。我认为，七伤为情志方面的七情，再加一个生活伤肾，就形成了七伤，这样就容易记了。还有一种七伤的讲法，就是《诸病源候论》的七伤。《诸病源候论》这一段不仅讲了七情和生活伤肾的问题，还讲了七情的大怒、强力举重、久坐湿地等因素。要注意的是，过分用力和久坐湿地能够伤肾，属于外因，不单单属于内因。受寒饮冷伤肺，意思是吃冷的东西，或受了些外面的风寒也会伤肺，这也是外因。忧愁思虑伤心，这仍是七情里的。风雨寒暑伤形，这也属于外因。恐惧不节伤志，实际上这是内因。这一段包括了情志所伤、生活所伤以外的一些外因，如受冷、风雨寒暑、久坐湿地等。从七伤的概念来讲，《诸病源候论》认为形成虚劳病的原因有外因，也有内因。内因是情志的七情以及生活伤肾；外因为六淫，即风、寒、暑、湿、燥、火。

《金匮要略》中有一段关于虚劳的论述，讲到内有干血。

> 五劳虚极羸瘦，腹满不能饮食，食伤、忧伤、房室伤、饥伤、劳伤、经络荣卫气伤，内有干血，肌肤甲错，两目黯黑，缓中补虚，大黄䗪虫丸主之。

这段的意思是说干血（瘀血）造成虚劳。首先是饮食方面。食伤指东西吃下去受伤。饮和食是分开的。饮指酒、水（冷的）之类，食指有形的食物。其次是情志方面，重在郁和忧。此外，还有情志伤、房室伤、饥伤、劳伤等，最后变成经络营卫气伤。人体不仅是五脏受伤，经络营卫气血都可以受伤。这七伤是《金匮要略》中所讲的。《金匮要略》里所讲的七伤包括了饮食、劳倦，以及生活方面的房劳等问题。整体来看，关于七伤，古人提出了三种不同的讲法，归根结底联系起来可概括为一是七情方面，这是主要的问题；二是生活伤肾；三是外因，受冷受热，六淫等。

这本讲义里讲到的五劳七伤的病因有三个：第一个是先天方面，如先天不足再受外邪容易引起感冒；第二个是情志方面和房劳过度；第三个是饮食所伤。大家可能会觉得问题很多，中医怎么会又是这样讲，又是那样讲？现在我们把各种讲法统一在一起，根据过去的五劳七伤的内容归纳起来，不弄太多分歧。如果分歧太多就讲不清楚，各种讲法不一样，不仅会对学习中医造成困惑，也会影响进一步的学术研究，所以，在此我们把讲法一致起来。

三、虚劳的辨治

接下来讲虚劳的辨证施治。虚劳要分气虚、血虚、阴虚、阳虚。为什么要分气虚、血虚、阴虚、阳虚？因为气血有联系，气是阳气，血是阴血。实际上，我们可以将其概括为两个方面：一是阴虚，二是阳虚。我们身体中不外乎分阴和阳，阳就是气，阴就是血，不能够再分了，一般开头是气虚，进一步是血虚，气血互相有联系。讲到阴虚阳虚，血虚进一步是阴虚，气虚进一步是阳虚。因此，气血阴阳这四个字分不开。我们现在要说明一下，分气虚、血虚、阴虚、阳虚主要是分阶段，即在某一阶段，某些症状比较明显。气虚阶段，气虚症状比较明显；血虚症状较明显。到最后归纳起来，不外乎阴和阳。阴，就是阴血；阳，就是阳气。这样可以来辨证。

（一）气虚

首先讲气虚。五脏都会有气虚，不仅是肺和脾有气虚的问题。

1. 肺气虚

肺气虚的主要症状是短气、自汗、时冷时热，或有咳嗽，容易感冒（次要症状）。辨证时，先辨是否有短气、自汗（容易辨），再进一步辨是否有时冷时热。有些患者没有时冷时热，没有怕冷或发热，就是短气、自汗。症状起初主要是短气、出汗，也可能进一步发展到怕冷怕热、时冷时热等。因为肺主皮毛，营卫不固造成短气、自汗和时冷时热。感冒也有时冷时热，但病因不同，要与肺气虚的时冷时热区分开来。

总的来说，上述症状的原因：一是肺气虚；二是肺主皮毛，皮毛不固；三是营卫不和，所以时冷时热。解释这两个症状就是这几条。

下面补充说明一下"肺气已虚，营卫不固"这八个字，把一些临床症状解释一下。为什么自汗？为什么时冷时热？为什么容易感冒？原因是肺气虚了，因为肺主皮毛，太阳经与营卫有关，所以营卫不固。"肺气已虚，营卫不固"这两点作为病机概括了上面的症状。

肺气虚的治法是益气固表。我们在病历上写脉案时，上面先写症状，下面应该概括一下产生症状的原因，即病机，最后是治则，治宜益气固表。症状中的面色、脉象要写清楚，望闻问切的内容都应该在脉案中体现。肺气虚的人面色比较白（看起来少血色），脉搏比较软弱一点，但不是非常软弱。肺气虚的人舌质淡，不一定有舌苔，但感冒也会有薄苔。

《黄帝内经》上讲"肺脉毛"。《黄帝内经》中也提到四时与脉搏的关系，有春脉、夏脉、秋脉、冬脉。春脉弦，春天肝比较旺，有力而紧张如按琴瑟之弦，叫弦脉。夏脉洪，到夏天脉搏比较大一些，因为天热脉来极大，如波涛汹涌，来盛去衰，叫洪脉，又叫钩脉。秋脉毛。毛就是比较轻、比较软的意思，即比较软弱些，毛稍无力，来势轻虚而浮，叫毛脉。毛脉与肺相对应。毛形容气虚的脉象轻而微且无力的意思，也说明了肺气虚的脉搏比较软弱无力。冬脉石。冬脉比较沉，有力而必须重按，轻按不足，叫石脉。《黄帝内经》中的春脉弦、夏脉洪、秋脉毛、冬脉石，意思是根据四时与内脏方面的联系出现的脉搏的现象。概言之，肺气虚的脉比较软弱些，毛就是轻而微，再加没有力，比较软弱的意思。

肺气虚的面色是白的。例如肺结核患者面色一般比较白，但下午要升火，面色有潮红，退去后仍显白，但不是苍白。这类患者到阳虚时才苍白，一般面色白，无血色。患者的脉搏比较软弱些。通过分析上面的症状，可以明白肺气虚的病因病理，搞清楚为什么会出现这些症状。

治法应是益气固表，用补肺汤加减。方子中的药主要是人参、黄芪这一类。这里把治疗气虚的几张方子一起说，把补气的药味写出来。实际上，补气用啥药大家都知道，补气药不外乎人参、黄芪、白术、甘草，其中党参或人参都可以。四君子汤的组成是人参、白术、茯苓、甘草，其中茯苓不是补气的。假使遇到肺的症状有咳嗽，可加桑白皮、紫菀。补肺汤实际上是张补气的方子，主要是补气药再加些治咳嗽的药。如果有感冒的症状再另外加一些药。

肺气虚得厉害，影响到肾时，可加熟地黄、五味子。肺与肾的关系是金水同源。肺气虚后，肾气也会虚，动辄气喘得更加厉害。这时就是肺不降气，肾不纳气，经常要气喘，而且比短气更厉害些，因此，可在补气药中再加些纳肾气的药，如熟地黄、五味子。这样，补肺汤的意思就容易记了，不背熟也不要紧，记住主要有人参、黄芪、白术、甘草；咳嗽可以加桑白皮、紫菀，或者加些百部也可以；假使气喘厉害，要帮助纳肾气，可以加熟地黄、五味子。

一张方子可以拆开来有选择地用。我们一方面辨证，一方面用药，用药不是全部一起用上去，可以根据情况的轻重，选用一些药，老中医用药的长处实际上就是如此。我们不要想用哪个方子就把药全部用上去，应该随症加减，有所区别。处方时要分析一下，一张方子中主要的药有哪些？次要的药有哪些？补肺汤主要是人参、黄芪、白术、甘草，可以加些治咳嗽的药，也可以加些纳肾气的药。

还有一点，合其他的方子用的，比如汗出得太多，仅用黄芪、党参还不够，要加些止汗的药，或合牡蛎散一起用。牡蛎散着重用黄芪、牡蛎。这两味药能够止汗，还可以加淮小麦或浮小麦。这样提纲挈领容易抓住主要方向，也方便把方子的加加减减运用熟练。我们再结合牡蛎散看看，其中黄芪本来有的，汗出得多可加牡蛎或者浮小麦。现在浮小麦与淮小麦没有实质的区别，浮在上面的叫浮小麦，出产在淮北的叫淮小麦。小麦养心止汗，滋养心肌。汗为心之液，多汗进一步与心有关。多出汗，心脏空虚，汗多伤心，甚至可见汗多亡阳。同志们知道《伤寒论》中的四逆汤，有附子、干姜加甘草，有时与人参一起用，多用于亡阳时。汗出多了能伤心气，也可以伤神。虚证初期，汗出多了引起心脏空虚，应养心止汗，可用浮小麦养心，用麻黄根止汗。注意，麻黄发汗，麻黄根止汗。止汗可用黄芪，再加牡蛎，再加小麦。这里麻黄根不是常用的，麻黄根可以止汗，防风根也可止汗，根部是有止汗作用的。但现在供应的中药是统货，其药用部分往往马马虎虎，麻黄根与麻黄容易混淆，所以，临床不大用麻黄根止汗，就和这个有关系。

再讲一讲时寒时热，可能这热不是一般的小热，而是潮热，潮热比时寒时热重一点。起初的那些症状，短气进一步发展会肾不纳气；自汗进一步发展会心神不定，心气受伤。时寒时热一种是冷得比较厉害，另一种是潮热得比较厉害。如果患者处于肺气虚阶段的话，时寒时热大致上是热的时间多一点，是潮热，在这个阶段可合用黄芪鳖甲散，也可加些地骨皮、鳖甲。黄芪鳖甲散里主要取黄芪、地骨皮、鳖甲这几味药来用，其他药不一定全部要用。这是肺气虚的内容，症状比较简单。

2. 脾气虚

治疗脾气虚的方子很多，主要方子要记一些，汤药歌诀要背。肺气虚主要是补气的药，记一记就可以了。补气药通过化裁，可变成许多方子。有人认为方子不一定要记牢，记药就可以，这样不行。方要有组织，所以配伍很重要。如果脑子里面没有熟记方子，到临床上，方子就开不出来。一种是开不出方子，另一种是开起来药味非常多，这样好用，那样也好用。临床不是书本，单单出现气虚，有时候只有一两样符合气虚，有时候更复杂，所以，方和药都要重视。曾有一时期学界认为不要方，只要药，这样是对中医中药的误解。我认为方是重要的，药应该要有配合。怎样配合比较好？这里面很有学问。方剂很有意思，我们不能忽视。特别在辨证论治方面，理（病理）、法（治法）、方（方剂）、药（药味）要重视，我们在写病历时不能简简单单只写两个症状，下面一张方子。我们在基层检查工作时感到临床医生这方面很差，病历写得不像样。一种没有理法方药，仅几味药；另一种字写得看不清楚，经不起检查，不懂中医的人也会写，知道几样药就开方。我们借这次同志们来学习的机会强调要注意这方面的问题。

接下去讲脾气虚的问题。脾气虚的症状有食少、纳呆、倦怠、大便溏薄等。脾气虚可见食少、倦怠，不一定有气短、出汗，所以要与肺气虚分开。脏腑之间的气虚有联系也有区别。

脾气虚主要是吃不下饭，人感觉特别疲倦。临床上碰到疲倦的人先要查一查肝功能，是不是有肝炎。如果查下来排除掉肝脏的问题，就要着重考虑是不是脾气虚了。吃不下，大便溏薄是脾不健运。脾气虚的人提不起精神来，总感到疲乏没有力。为什么会形成这样的症状？是由于劳倦、饮食等因素使脾气受损。疲倦是因为脾胃虚弱，吃得少所以没力气，这一点容易理解。脾气虚的人大便溏薄，大便溏薄也有轻重，一般一天一次。

脾气虚的人面色一般是萎黄，不是白，面黄肌瘦，没有血色。由于脾气虚大便溏薄，消化吸收功能不好，所以人比较瘦。到了肾阳虚的时候，清阳下陷，升不起来，这情况比脾阳虚、脾气虚更重。如果清气下陷比较重，一般叫清阳不升。

脾气虚的人舌质淡胖，舌苔薄腻（有邪，但邪不重），脉象软弱。这里注意，肺气虚和脾气虚都有舌质淡。假使肺气虚夹痰，舌苔可以有点腻。如果感冒，舌苔也会有些薄腻。这样好记些。因为舌苔比出汗、怕冷怕热更直观些，从舌苔上就能够分辨。我认为看舌苔比把脉更重要。在临床上，看舌苔辨证比较容易，脉象辨证不一定能辨别出来。因为手指下的搏动比较难辨别掌握，像我们这把年纪的人搭脉时也不能保证百分之百准确，所以要仔细认真地看舌苔。有人认为把脉比较神秘，比较有水平。一些患者不告诉你病情，先叫你把脉，考考你到底能不能把得出问题。关于这个问题，《黄帝内经》认为望、闻、问、切应该配合起来，而不能仅凭脉或仅凭舌苔或面色，单凭某一方面都是不能够正确辨证的。我们临床时可多观察舌苔的变化，将其作为重要依据。

有的医生忘记看舌苔或根本不看舌苔，只把脉，还有的医生只看舌苔，不把脉，凭主观意志开方子。这都是不负责任的态度，我们要纠正。同志们到临床去时应该望、闻、问、切四诊结合起来，仔细观察舌苔，认真把脉，这样辨证能更准确些，用起药来更有分寸。

总结一下，脾气虚有三大主症——食少，疲倦，大便溏薄。在形色方面，脾气虚者可见面色萎黄，无血色，人消瘦。在舌象方面，脾气虚者可见舌质淡，舌苔薄腻。若厚腻，提示夹湿；若黄腻，提示夹湿热。脉搏方面，脾气虚者脉软弱。

肺气虚和脾气虚比较，肺气虚的脉搏软弱，脾气虚的脉搏也软弱。根据脉搏上的软弱两者是难以区分的，还得根据其他症状来辨别是肺气虚，还是脾气虚。上面讲到的许多症状是由于脾胃虚弱，导致清阳不升，脾胃薄弱，消化能力差。这样概括起来算是病机了。

脾气虚的治法是益气健脾，就是补气、健脾胃，方子用参苓白术散加减。参苓白术散有人参、茯苓等一些治大便溏薄的药。这里四君子汤仍然有的，人参、茯苓、甘草、白术是四味主药。黄芪这里没用，其实黄芪治疗脾气虚也可用。清阳不升时，可用黄芪帮助党参升阳气。参苓白术散里其他的几味药着重治脾。山药补脾，扁豆也用来补脾。莲子有就用，没有莲子不一定要用。莲子能够养心安神，补脾止泻。薏苡仁能够健脾，还能够化湿。

参苓白术散重用人参、白术、茯苓、甘草。腹泻次数多的人下面几样药要加得重一些，如扁豆、山药、薏苡仁、莲子，还可加山楂、神曲止泻。山楂、神曲不仅是消食用，还可以开胃。胃口不好，拉肚子时可加一些山楂、神曲作为辅助药。如果泻的次数多，可加升麻、柴胡、黄芪上升清阳。如果脾阳虚厉害，大便次数更多，那么要加温阳的药，如肉桂、附子、炮姜这类。治脾虚的方子可以参苓白术散（这张方子比较平稳）作为起点，进一步可加升麻、柴胡升清气，再进一步可加肉桂、炮姜来温中止泻。这是关于脾气虚方面的内容。

3. 心气虚

以上气虚之症以肺、脾为主，其实气虚五脏都有。心与肺同在上焦，肺气虚的人心气也虚。

心气虚可有心悸、气急、汗多。到心气虚时，在前面汗多气短的基础上会出现心慌或心悸，气更急，汗更多。肺气虚实际上包括了心气虚，用药方面汗多加牡蛎、淮小麦，就体现了止汗和养心气这层意思。

临床中，心气虚的问题常常会碰到，特别是冠心病患者，有心慌、心悸、胸闷、胸痛等症状。这种情况下，根据症状，应该分心气虚和心阳虚。这里我来讲一下心气虚。

心气虚应包含在心血虚、心阳虚中，治法同心血虚、心阳虚。表格（表5）将心气虚的治法加进去了，症状不写了。心脏的问题轻一点就是气虚，短气就是气虚；重一点就是阳虚，惊悸是阳虚。冠心病应从两个方面着手治疗，一个偏阴虚方面，一个偏阳虚方面。偏阴虚用同治心血虚的药滋阴养心，偏阳虚用同治心阳虚的药益气温阳。

心气虚的症状，例如胸闷比较多，心痛比较少，气急等，这里就不多讲了。心气虚的用药与心阳虚的用药、方子差不多，到心阳虚时一起讲。

4. 肾气虚

脾气虚者肾气也虚，可见泄泻不止、肢冷、脉微等阳虚症状，所以脾气虚的人可以转变为肾阳虚。肾阳虚时，会出现大便次数比较多、四肢冷、脉搏沉细或微弱等阳虚的症状。肾气虚也可见到肢冷、脉微，其程度比肾阳虚轻一些，见肾气虚的表格（表5）。肾气虚阶段的主要症状：一是小便比较多；二是怕冷，肢冷的程度比肾阳虚轻一些；三是肾不纳气，动则气喘，气急，气短，气接不上。

肾气虚的主要表现是多尿，小便比较多，而肾阴虚、肾阳虚小便多的症状不明显；此外还有肾不纳气，动一动就气急。肾气虚与肾阳虚有区别。肾气虚比肾阳虚轻，没到肾阳虚阶段。肾气虚与肾阴虚比没有热的现象，并且小便比较清，肾阴虚有热象。肾气虚的特征是小便清，尿多，动动就气急。

肾气虚的舌苔、脉搏与脾气虚差不多，舌淡脉弱，这里就不多讲了。这里主要补充一下肾气虚的症状：小便清，多尿，肾不纳气而造成气急。比如老年性慢性支气管炎，经常咳嗽气急，应补肾气。多尿可用缩泉丸。缩泉丸有温肾祛寒、缩尿止遗的功效，能使小便减少一点。但缩泉丸补肾的力量还较薄弱，当药力不够大时用金匮肾气丸。

我认为，动则气急经常吃金匮肾气丸有益，比如每天2次，早晨1次，晚上1次，每次2～3粒。还有一个问题，金匮肾气丸用茯苓、泽泻，这对小便多有影响吗？小便多的问题要区分来看。小便次数多，但量不多，这种情况可以吃金匮肾气丸。另一种情况是小便次数多，量也多，小便清长就不适合用金匮肾气丸，因其中有茯苓、泽泻利尿。小便次数多，量也多，小便清长的，不应该吃金匮肾气丸，应该吃补肾的药、涩精的药，这样就用左归丸、右归丸这些药。轻的用左归丸，重的用右归丸。左归丸滋补肾阴，右归丸温补肾阳。所以，要分辨小便量多还是量少，根据病情选用金匮肾气丸或左、右归丸。有的患者小便次数多，但量少，应该问问清楚，用药才有分寸。

还有色和脉，从肺气虚、脾气虚、心气虚，到肾气虚，是逐步发展加重的。这些气虚都有面色白或萎黄、舌质淡、苔薄腻、脉搏软弱等，但到了肾气虚阶段，脉更加软弱，但不一定是沉细或沉迟。

5. 肝气虚

临床上一般讲肝阳旺，不讲肝气虚。肝气虚是不是有啊？肝气虚是有的。一般肝病患者会讲很多症状，但自述不太客观准确，很多患者会说没有力气。急性肝炎患者有恶心，有黄疸，有的没有黄疸，主要是乏力。肝气虚的治法同脾气虚一样，用药也用党参、白术、茯苓、甘草等，胃口不好加山楂、神曲、麦芽等，用补气药帮助恢复体力。肝气虚的症状主要是乏力。肝气虚与脾气虚可以连起来，往往因为肝病伤脾，肝气虚实际上脾气也虚。治肝不应，进一步要治脾，肝病治脾。

肝气虚的人身体非常疲乏。一些慢性肝炎或者是急性肝炎之后的患者，总是觉得非常疲劳。看起来患者身体尚可，不是非常虚弱，但人感觉特别乏力。这乏力是啥缘故？是不是单单脾气虚啊？不是，有肝的关系。肝病可以出现一种极端虚弱的症状。因为肝没有气，不单是气不够，也没有力，身体好像被捆住，人感觉困倦。疲倦分程度：一种是单单没有力的疲倦，像没有睡醒的模样；另一种是困倦，不是一般的疲倦，好像筋脉都被捆住一样。有的患者对你讲人感觉很不爽快，身体好像包紧一样，这与肝主筋有关系。筋脉可以松弛一些，也可以拘紧一些。肝气虚筋脉拘紧就会出现困倦现象。

其他症状上，肝气虚与脾气虚差不多，大便有些溏薄，饮食方面吃不下。肝病的几个主要症状是吃不下、人疲倦、肝区痛，还要补上特别疲倦这个特征，舌苔、脉搏与脾气虚相差不大。

6. 小结

气虚不仅有脾气虚，也有肺气虚、心气虚、肝气虚、肾气虚等，各脏是互相联系的。气虚的共有的症状包括神疲乏力、少气懒言、舌淡脉弱。五脏之虚有区别也有联系，特别肺气虚时要注意，第一阶段不注意，疾病进一步发展，就会发展到心气虚、脾胃气虚、肾气虚等。还要注意脾气虚的患者，不能认为吃不下、疲倦没啥问题。假使在梅雨季节，人感到疲倦没什么问题，那是空气潮湿引起的，过了梅雨季节，天气爽快，人也会爽快。一般没有原因的疲倦要引起重视，因为脾气虚可以影响到肝，可以影响到肾。特别指出，我们要把注意点放到肺气虚和脾气虚上面。五脏气虚的症状、治法及方药见表5。

表5　五脏气虚的症状、治法及方药

	肺气虚	脾气虚	心气虚	肝气虚	肾气虚
症状	短气，自汗，时寒时热，面白，脉弱（时有咳嗽，易感冒）	食少，纳呆，倦怠，便溏，面色萎黄，舌质淡胖，舌苔薄腻，脉象软弱	心悸，气急，汗多	乏力，困倦，肝区痛，或有便溏，食少，舌脉同脾气虚	尿多，怕冷，动辄气喘，舌淡脉弱
治法	益气固表	益气健脾	益气养心	肝脾同治	益气固肾
方药	补肺汤	参苓白术散	补气基础上加牡蛎、淮小麦	同脾气虚	缩泉丸、金匮肾气丸、左归丸、右归丸等

（二）血虚

1. 心血虚

心血虚的症状一般有心悸、失眠等，但有的患者自述很多，临床如何辨证是心血虚呢？心血虚的主要症状是心悸怔忡。心跳得特别厉害，心神不定叫怔忡，比如房颤的心跳，就是这种感觉。失眠多梦比较常见，尤其是脑力劳动者。

血虚的患者面色不红，没有血色，就是面色白，还有舌质淡、脉细。贫血有舌质淡，气虚也有舌质淡，因为往往气虚之人血也虚，下面讲方子时就会看到补气药和补血药常常一起用。由于气能生血，所以补气补血一起用。气虚血虚之人同时能看到舌质淡，血虚比气虚舌质淡得更厉害些，面色比较白，脉象是细的。

心血虚的主症是心悸怔忡、失眠多梦这两个症状，此外还有健忘、面色白、舌质淡、脉细或细弱。病机是血不养心，心神不定。治法是养心安神。养心安神的方子是归脾汤。贫血或血虚的养心安神就用归脾汤。归脾汤的组成大家比较熟悉，有人参、黄芪、白术、甘草，茯苓也可加，或用茯神。茯苓与茯神差别不大，此处都起安神的作用。对于心悸，一般用补气的药，主要用党参、黄芪、白术、甘草四味药，特别是方里面加了一些当归和龙眼肉补血补心，酸枣仁、远志可以安神。归脾汤中还有木香。木香很重要。木香是理气的药，不是补血的药。这里用它帮助脾胃运化，使吃下去的其他药更能发挥作用。补气补血药中加助运化的药就是归脾汤的意思。这里不是有胃痛用木香，没有胃痛时木香也可用，胃口不好也可用木香、山楂来开胃。脾胃气虚时，用四君子汤，再加木香、砂仁等，可以帮助消化。这是心血虚用归脾汤。心阴虚将来要讲到天王补心丹，这里血虚不讲了，阴虚时再讲。血虚时讲养血能够安神，这与养阴安神的药稍有不同，养血中也用补气的药。

2. 肝血虚

肝血虚常见的症状有头晕、目眩、耳鸣、两胁疼痛、惊惕不安。肝血虚的人不一定有胁痛，但大部分会有易惊，特别是睡眠时易惊惕不安。患者自述睡不好觉，睡着时容易吓一跳，惊醒后无法再入睡，这是辨证肝血虚的特征之一。一跳就惊醒的感觉与肝有关系。因为肝主筋，肝血虚的人神经方面容易不安宁，所以会惊惕不安。肝病的人容易胁痛，但单单肝血虚的人不一定胁痛。肝血虚的特征就是头晕、目眩、耳鸣、惊惕不安。胁痛作为参考，可有可无。

妇人月经不调不单单是因为肝血虚而月经不调，血虚都会月经不调。月经不调，一种是指前后没有一定的时间、经期不准（肝气旺）；另一种是月经错后（不按时来），或者来时经量很少。后者与肝的关系比较密切，所以把月经不调在肝血虚中提出来。妇科中有句话："妇人以肝为先天。"这句话大家要体会一下，先天之本是肾，脾是后天之本，而妇女以肝为先天（这句话仅在妇科书中能查到，一般书中没这个说法）在临证中具有广泛的指导意义。妇科最重要的问题是情志。心胸比较狭窄的患者，碰到一些事情容易生气。气滞与肝有关，同时与月经也有关，因此，妇科调经要把治肝放在第一位。如何使肝气疏通呢？肝性喜条达而恶抑郁，心情要舒畅，肝火就不易妄动。妇人搞家务容易动火，家务事的确比较烦，特别是带小孩之类的事情更容易动火，所以妇人以肝为先天是有道理的。调经方面，一要疏肝气，二要养肝血，三要防止肝不能藏血。讲肝血虚时，要顺便提到妇人月经不调。月经不调为什么不放在别处呢？主要是肝与月经不调的关系比较密切。

肝血虚特别可见脉弦细，细中带弦，这一点大家注意一下，一般贫血就是脉细。一般心悸的人脉稍数。肝血虚的人脉搏弦而细。肝气易动，肝火也容易动，就有弦脉，血虚就是脉细，细中带点弦的脉一般都与肝有关系。对胃病来说，胃痛是弦脉（弦主痛），这弦脉表现痛。假使患者肝阳比较旺，血压比较高，倒不是脉弦，碰到头昏眼花的要多搭脉进行鉴别。肾阳虚或脾气虚的患者，脉不太觉得弦。除了脾阳虚、肾阳虚，一般可见到一点弦脉，不过这弦不是过分的弦，而是细中带点弦。这是肝血虚方面，可以概括成两句话：血不养肝，肝气肝阳易升；肝血虚可引起惊悸不安、睡不着等症状。

肝血虚的治法是补血养肝，是否活血化瘀要看情况而定，总的来讲以补血养肝为主。肝血虚进一步发展，可能会有瘀血，起初的肝血虚可能没有瘀血。当舌质有点青，有点瘀紫时，可能有些瘀血，那时再加活血化瘀药。补血的方子常用四物汤。我们说补气的主要方子是四君子汤或六君子汤，补血的主要方子就是四物汤，其他如归脾汤等都是四君子汤或四物汤变化出来的，实际上就是四君子汤或四物汤加味。当归、熟地黄补阴血。白芍能补肝利肝，还能养血养肝。赤芍能活血。白芍并不是很酸（稍微有点酸），木瓜、乌梅这些比较酸，我们补肝血时要加一些酸的药。至于五味子，大家知道现在用五味子治疗谷丙转氨酶升高，原来用单味药，现在做成合剂了。五味子能入肝，实际上酸的东西都能够入肝。白芍的酸实际上没有大酸的味道（所谓酸平），所以白芍能够入肝，能够养血。川芎是调气的药，不是补血的药，其作用是行血中之气，活血行气。当归和熟地黄一配，就不觉得熟地黄滋腻了。胃口不好的人使用熟地黄要注意一下。当归、熟地黄、川芎、白芍配合起来，对胃口不会有大影响，所以要养血养肝，但又不能伤害脾胃。不碍脾胃，对脾胃没有影响，这是四物汤。

当症状比较多时，假使还伴有头晕耳鸣，单单吃四物汤可以吗？不可以。有时补血是对的，但还得针对症状加一些药。对头昏耳鸣惊悸者加磁石、牡蛎很有必要，也可以加潜阳的药，如女贞子。女贞子颜色是黑的，色黑能入肾，故能补肾，也能养肝。肝血不足往往视物模糊，枸杞子或女贞子能明目（使眼睛看东西清楚），能养肝，能治头昏，也能治眼花。耳鸣（耳朵响）用磁石。磁石入肾，还能治耳聋。这里用磁石、牡蛎等平肝阳，纳肾气。牡蛎入肝，肝气痛用牡蛎。牡蛎能入肾，也能入肝，所以能平肝阳，也能涩精。惊悸不安加安神的药，酸枣仁、远志、龙齿、龙眼肉也可用（没有龙眼就用桂圆肉代）。龙齿入肝。青龙齿是一块石头，颜色有些青，青色入肝。没有龙齿可用龙骨、磁石、牡蛎、石决明代替龙齿。没有牡蛎用珍珠母代替牡蛎，没有石决明用珍珠母代替也可以。牡蛎、石决明、珍珠母之类属于介类（贝壳类），此外，还有龟甲、鳖甲等。龟甲、鳖甲有滋阴潜阳、软坚散结的作用。石类，如龙齿、龙骨、磁石、代赭石、赤石脂、紫石英等（矿石类），与介类可以同时用，或者分开用。为什么介类与石类同时用，或分开用？这个问题顺便讲一下。介类和石类都能安神镇心。介类的药潜阳作用多一些，质地比较轻，肝阳旺的患者用介类比较多。石类质地比较重，入肾比较多，肾气虚的人用石类比较多。肾气虚者如果虚阳往上，则用石类。这里有点区别，一个入肝，一个入肾。如果肝和肾都有问题（肝肾同病），介类和石类可同用。单单肝的疾病用介类，石类就不用了，这也是用药的分寸。

这里再加一些内容，肝病如果有胁痛，加柴胡、郁金（即加解郁的药）；肝病有瘀血时用大黄䗪虫丸活血化瘀，活血化瘀放在后期用（初起肝血虚时不用活血药），假使少量用活血药也是帮助补养肝血的药发挥作用。

3. 肺与肾的血虚

肺血虚是不是有？肾血虚是不是有？是有的。比如咳嗽吐血，这是肺部损伤，肺部损伤会导致肺血虚；又如肾脏出血（尿血），也会见到肾血虚。肺血虚、肾血虚的症状通常归属于肺阴虚、肾阴虚中。一般情况下，肺不会出血，但当阴虚火旺时会出血。单纯肾虚也不会出血，顶多小便多一些，但到阴虚后期（阴虚火旺）时会有尿血。我们将肺血虚、肾血虚包括到阴虚中，用药时肺血虚根据肺阴虚用药，肾血虚根据肾阴虚来用药。

4. 脾血虚

脾胃也应该有血虚。脾胃是气血生化之源。血虚的形成一是气血来源不足，来源不足即与脾胃有关系；二是由于出血过多。所以，治疗脾血虚可在心血虚与肝血虚的治法当中，多用安神益气和生血之药，如归脾汤。如果见到脾脏血虚的症状，用药就用归脾汤加味。

脾不统血时可见人体上部出血（如吐血），也可见人体下部出血（如便血）。这些出血可导致脾血虚。脾血虚的症状也有心悸、贫血、面色少华，或者头昏等症状。治法同心血虚一样用归脾汤。

5. 小结

五脏血虚的共同症状是面色少华、眩晕、舌质淡、脉细；临床以心血虚、肝血虚为主；其他脏的血虚临床也可见到，但多是与阴虚等共同存在。五脏血虚的症状、治法及方药见表6。

表 6　五脏血虚的症状、治法及方药

	心血虚	肝血虚	脾血虚	肺血虚	肾血虚
症状	心悸怔忡，失眠多梦，健忘，面色苍白，舌质淡，脉细或细弱	头晕，目眩，耳鸣，惊惕不安（胁痛）		眩晕耳鸣，目干涩，视物昏花，胁痛肢麻，筋脉拘挛，肌肉𥆧动	腰酸，遗精，喉咙痛，面色潮红，舌质红，两腿痿弱
治法	养心安神	补血养肝	同心血虚	滋养肝阴	滋养肾阴
方药	归脾汤	四物汤		补肝汤	大补元煎合大补阴丸，六味地黄丸，左归丸，右归丸，河车大造丸

（三）阳虚

1.脾阳虚

脾阳虚由脾气虚发展而来，阳虚的症状主要是畏寒、脘腹冷痛、大便溏薄或泻下（溏泄有轻重）。脾气虚一般大便不成形或比较软，到了脾阳虚阶段，大便溏泄（像水状），可伴有呃逆（受冷会打嗝），脾胃受寒导致打嗝或者呕吐（一般是呕吐，重者呃逆），面色萎黄或苍白（脾气虚面色萎黄，到了脾阳虚可见面色苍白），舌质淡，苔白，脉细弱。这些与脾气虚情况差不多，但脉象更加软弱些。倘若面色更加苍白，脉搏更加细弱，脾阳虚就转化成肾阳虚了。从脾气虚到脾阳虚，从脾阳虚再到肾阳虚，存在这样一个过程。

脾阳虚主要用附子理中汤。理中汤加附子就是附子理中汤。如果大便泄泻，只用健脾药不好时，可加些炮姜，再不好时加附子。附子可用钱半到3钱，重时可用到5钱，3钱为一般分量。炮姜、党参、白术、甘草组成理中汤。木香、山楂、陈皮可用来理气止泻，一般腹泻都可用，有帮助消化并止泻的意思，到了肾阳虚时，就不用它们了。

因为清阳不能上升，脾阳虚的人总觉得腹痛。如果浊气不能下降时，又会呕吐。呕吐时可加秫米、半夏，能化痰、止呕吐。打冷呃时，加丁香、枳实。丁香温中，枳实降逆，使上逆之气能够下来。枳实多一点用到1钱，约十几枚，不是五六枚。枳实味道比较苦，用时丁香多一点，枳实少一点，能辛开苦降、温中降逆。一般打冷呃用丁香和枳实，到了脾阳虚时也可用，用后可以减少大便次数，使大便稠些，并可改善怕冷的情况。

如果仍然怕冷，腹泻不好时继续用附子理中汤，再加赤石脂、肉桂这类药。脾阳虚用赤石脂滋阴温脾多一些；肾阳虚用补骨脂来温肾，另外加肉桂可止泻固涩，改善大便。这样就应该治好了，如果还治不好就到了肾阳虚阶段。

2. 肾阳虚

肾阳虚有肢冷。《伤寒论》中讲到的四肢厥逆，就是四肢冷得厉害。脾阳虚的人四肢还有些温。这是脾阳虚与肾阳虚的不同。肾阳虚除了四肢厥冷，还有下利清谷（吃下去的东西完全不消化），腰膝酸痛，遗精阳痿。

肾阳虚可以分为轻重两种情况。一种情况比较严重而急，表现为四肢厥冷，泄泻严重，这时遗精阳痿是次要的；另一种情况比较缓和，有怕冷，但无腹泻，有腰膝酸痛、遗精阳痿等症状。如果单纯是肾阳虚，有腹泻肢冷、腰膝酸痛、遗精阳痿，这时应着重考虑滋补肾阳。两种情况写在一起不是说泄泻厉害时要同时顾到遗精阳痿的问题，而是强调病重病急时先不去管那些事。

一般而言，下利时小便就少，不下利时小便会多。但肾阳虚从肾气虚发展而来，肾气虚小便比较多，因此，肾阳虚小便也比较多，进一步发展就是小便失禁。多尿者肾气虚，肾阳也虚。

患者面色苍白，声音低微，舌质淡，有时候舌胖。一般舌胖就是气虚（如阳气虚），但不全部是虚。还有一种舌胖属于实热，这种舌胖的舌质比较红，甚至红得有些紫。如果舌质淡且胖，一种是贫血，另一种属于虚。到了肾阳虚阶段，会有舌苔白，脉会更加迟。肾阳虚又称命门火衰，命门实际上属于肾。现在临床上多讲肾阳虚，不需要另列一种说法。

关于肾阳虚与阴寒盛的关系，需要考虑他们两者病机与用药的不同。肾阳虚为正气虚，阴寒盛为邪气实。阳虚和阴寒盛互为因果，但临床表现有主次。用药方面，阴寒盛为主者，用四逆汤。《伤寒论》中的四逆汤就是附子、干姜、甘草三味药。这里附子用得比较多（可以用生附子）。阳气虚为主者，用参附汤，是人参、附子一起用。总之，两者用药有区别。单独用热的药（如附子、肉桂、干姜）可以帮助阳气祛逐阴寒，如果阳虚得厉害时还要着重补阳（加用人参）。可以说，肾阳虚与阴寒盛可以同时见到，这时候用药应考虑偏重哪一方面。

单纯的肾阳虚可以用右归丸。右归丸里的药比较多，附子、肉桂也都有，各种补的药也比较多。这张方子主要是考虑了肾阳虚与精血不足的关系。肾阳虚与精血虚关系密切，肾阳虚包括精血虚，所以用这张方子。

用温药的分寸在这里要说明一下，温药的方子有好几张，如何用呢？临床选方时要慎重考虑。按上述症状来看，用右归丸是否妥当？如怕冷、腹泻等症状，是不是合适用右归丸？肾阳虚的主要症状有畏寒（四肢冷），下利清谷，尿多，遗精阳痿，舌质比较胖，脉细弱，腰膝酸软，等等。若比较轻的肾阳虚，可延用脾阳虚的方药如附子理中汤，应再加重一些。肾阳虚的人脾阳也虚，应该讲是脾肾阳虚，不单单是肾阳虚。假使用右归丸，这时一般有遗精阳痿、腰膝酸痛等。不是太危急的时候，可以吃些右归丸。左归丸、右归丸是治疗肾虚的两张方子。肾阴虚用左归丸，肾阳虚用右归丸。从方子中的药味来讲，右归丸药用得重、用得多，做成丸药力道比较和缓，方子的药味也比较多，右归丸有附子、鹿角胶，等等。在症状比较急时，应该用汤药。病急时，用附子理中汤，附子的用量要比治疗脾阳虚的方子中附子的用量加重一些。脾阳虚时，附子用3钱，在肾阳虚中附子可加至4钱至5钱，再加肉桂、干姜与附子一起用，其他几味药差不多。

肾阳虚的主要症状，一个是四肢冷，另一个是下利。下利不止且四肢冷，四肢就不容易转暖及缓和。治下利主要是温中健脾止泻，补脾肾阳虚的同时用止泻的药，如补骨脂、肉豆蔻等。有一张方子叫四神丸。四神丸里就是肉豆蔻、五味子、补骨脂、吴茱萸这四味药。这是肾阳不足，从治肾虚入手，具体用药可在方中加减。比如有多尿的症状，肾气虚阶段多尿明显，到了小便不禁时肾阳已虚，可加一些固涩药。多尿加菟丝子、杜仲、五味子、桑螵蛸等固涩药。杜仲可以补肾强腰，治腰膝酸软。杜仲不单单治腰痛，也能治小便多。下利不止可加龙骨，《金匮要略》中有介绍，也可用赤石脂、禹余粮等固涩药治泄泻。龙骨涩精，也能治大便溏泄，对于肾阳虚下利不止也很好用。总之，治疗肾阳虚下利要着重用温阳（包括补脾阳和补肾阳）的药，止泻的药作为辅助。用了补脾阳、补肾阳的药后下利能够止的，固涩药就减少一些，不能够止的，固涩药要多加一些。这是阳虚方面。

关于右归丸怎么用？下面还会讲到，此处用右归丸不妥当，应该用附子理中汤，进一步再加些温肾的药，温肾药多用附子。还有阴寒盛的情况，寒气很盛，阳气比较虚。阴寒盛时，四肢厥逆，用了温药后仍然四肢冷，下利仍不止，这时用温肾温脾药的同时，要加散阴寒的药，也不外乎用附子。生附子散寒，还可以助阳。

生附子散寒，熟附子温阳，原来有这样的区别，现在不分了，现在都是熟附子，散寒附子可以用得重一点。散寒方面用干姜或生姜，生姜或干姜能散寒，而炮姜不行，止泻用炮姜温中止泻。真武汤就是用生姜而不是用干姜。白术，这类方子应该用炒白术，不写炒白术就是生白术，药房一般配的是生白术。按理止泻用炒白术，单单健脾用生白术，这是有区别的。如果拿来的白术是生的，也能用，但尽量用炒白术。还有莪术，妇女用得比较多，能活血化瘀、行气破血、消积止痛。白术能健脾益气、燥湿利水。苍术与白术也是有区别的，苍术能健脾燥湿。

肾阳虚是脾阳虚的进一步发展，用药与脾阳虚差不多，但肾阳虚更加重一些。如果阴寒盛，散寒的药多加些。假使肾阳虚的同时有精血不足的用右归丸。它一适用于肾阳不足，二适用于精血不足。如果有遗精阳痿等症状，可用补阳气的药或补精血的药。补精血的药在右归丸中比较多，比如菟丝子、鹿角胶、熟地黄、山药、杜仲、山萸肉帮助阳气，同时补精血。遗精阳痿用右归丸。如果腹泻得厉害并伴有冷得厉害时，暂时不用右归丸。

3. 肺阳虚

肺阳虚虽然很少提及，但临床上也是有的。实际上，肺气虚可以包括肺阳虚，所以很少单独提肺阳虚。肺阳虚的治法同肺气虚，用补肺气的药，如党参、黄芪等。所以说，肺气虚和肺阳虚没有什么两样，真正到畏寒严重时属于肾阳虚。

4. 心阳虚

心阳虚的主要症状是心悸气短，胸闷憋痛，神倦嗜卧。心阳虚与心气虚有相同之处，但程度上心气虚比心阳虚轻一点。现在心脏方面的疾病很多，有的是心阴虚，有的是心阳虚。针对心虚的主要方子是炙甘草汤。炙甘草汤有补阳的药，比如桂枝通阳气。如果用桂枝通阳力度不够的时候，还可以用附子通阳，附子能够帮助阳气流通。炙甘草汤还有补阴血的药，如麦冬、生地黄、阿胶。方中着重用炙甘草作为君药。甘草归心、脾、胃经，药性平和，能调和药性，缓急止痛，益气补中。炙甘草可使心跳得慢一些。如果心跳得太慢，炙甘草还能帮助心阳疏通心脉。心阳虚用炙甘草汤，其中炙甘草用得重一点，也可以加些活血化瘀的药，比如当归、赤芍、桃仁、红花、丹参等。临床上，丹参用得多，没有丹参时可用红花、当归代替，通阳时可加桂枝，若病更重再加附子。总之，炙甘草在心阴虚、心血虚、心阳虚的时候都可用，对于心率快、心率慢的问题，炙甘草汤也都可以治疗。

炙甘草汤是《伤寒论》的方子，这张方子经常要用。心动悸，脉结代，虚羸少气，舌光少苔或干瘦而小者，都可以用。用这张方子要注意：偏阳虚时，麦冬拿掉，生地黄拿掉，阿胶拿掉，滋阴药不要用；偏阴虚时，舌头很红，心跳比较快，人烦躁，再把生地黄、麦冬加进去，阿胶一般不用。阿胶吃下去，阴虚的人容易燥热上火，因为阿胶偏滋腻，有碍脾胃消化功能。胃部胀满、饮食不香的脾胃虚弱者要慎用阿胶。长期慢性的毛病或者到冬天需要进补时，将阿胶做成各种补膏来吃是可以的，但我通常不把阿胶作为药物来用。舌质青，重一点变青紫，这时氧气不畅通，缺氧。当青得厉害变紫时要加附子，桂枝通阳已经不够了，温通的药要用得重一些。甘草作为主要药也要用得重一些。炙甘草益气养心，一般方子中甘草用得不多，用1钱至3钱，而炙甘草汤用甘草4钱。炙甘草带点甜味，药不太苦。甘草和山药有时候挺麻烦的，不能吃太多，吃太多胃里可能不舒服。

还有一张方子是枳实薤白桂枝汤。薤白通阳。心阳不足时可以用薤白和桂枝。这里面的药不是很多，其中枳实、厚朴不是主药，主药是瓜蒌、薤白、桂枝。有人吃薤白后会反胃，薤白就是大蒜青苗的味道，北方人吃薤白没问题，有些南方人吃了之后会恶心，所以我们要边用药边观察。如果患者吃得进就没有问题，否则薤白就要用得少一点（比方中的3钱更少些）。对不适合用薤白的人，用桂枝也可以，通阳用薤白、桂枝，甚至可以用附子。在生病初期不一定全部用通阳药，有时可带些滋阴药，如麦冬、生地黄、阿胶。当心阳不足时往往心阴也虚，有失眠、烦躁等情况要加滋阴药。一般心阳虚、心血虚同时出现，通阳药与滋阴药可以一起用。

心阳虚时我们开方子着重用通阳气的药，主要用炙甘草、桂枝、当归、红花一类。如果阴虚烦躁，睡不着可加麦冬、生地黄这类，但不要加得太多，不要生地黄、麦冬都加进去，少加点对助阳也不妨碍。

5. 肝阳虚

阳虚方面还有肝阳虚没提出来，肾阳虚有了，肝阳虚是不是有？一般讲肝阳旺，不讲肝阳虚。

肝阳虚没有什么特殊症状。肝气虚表现为没有气力，肝阴虚的症状是眼睛干燥，但肝阳虚的症状不明显，所以肝阳虚不单独提出来。在治法上，肝阳虚与肝气虚相同。对肝病来讲，没有力气就用黄芪、党参、当归、白术这一类，到了肝阳虚也用这类药，所以治法上也基本等同于肝气虚的治疗。

6. 小结

五脏阳虚的共有症状有形寒肢冷，神疲乏力，面色苍白或萎黄，舌质淡，脉沉细。具体辨治内容见表7。

表7　五脏阳虚的症状、治法及方药

	脾阳虚	肾阳虚	心阳虚	肺阳虚	肝阳虚
症状	畏寒，脘腹冷痛，大便溏泄，打嗝或呕吐，面色萎黄或苍白，舌质淡，苔白，脉细弱	四肢厥冷，下利清谷，腰膝酸痛，遗精阳痿，面色苍白，声音低微，舌质淡胖，舌苔白，脉细或迟	心悸气短，胸闷憋痛，神倦嗜卧	同肺气虚	同肝气虚
治法	健脾温中	温肾助阳散寒	通阳气		
方药	附子理中汤	四逆汤、参附汤、右归丸、四神丸	炙甘草汤、枳实薤白桂枝汤		

（四）阴虚

阴虚五脏皆有。虽然五脏都有阴虚，但阴虚以肺和肾为重点。

1. 肺阴虚

我们先讲肺的问题。肺阴虚（如肺结核）也属于虚劳病，其症状有干咳、咯血（大多数没有痰）、失音、潮热、盗汗。这些不是一般肺气虚的症状，一般肺气虚没有力气，易出汗，到了肺阴虚就比较严重了。关于肺阴虚的潮热盗汗，从前书上有骨蒸潮热的说法，现在只说潮热。骨蒸的人觉得身热，是热从骨髓蒸发而出的感觉。肺结核发展到病情严重时就会有骨蒸潮热。就症状而言，如果说肺痨到了虚损的阶段，肺部已损伤，就不单单是肺阴虚了，这时其他脏腑也已经受损了，严重的要吐血。

到了阴虚阶段，患者舌质红，前面讲的气虚、血虚、阳虚阶段舌质都是淡的。当然气虚、血虚不太严重时舌质也不太淡，到舌质淡时贫血已经比较严重了。阴虚阶段是由于阴虚火热导致舌质红。舌质红也有分寸，分一般红、红绛（深红色）、舌光红（没舌苔的）三个程度。阴虚的舌红由于津液少，舌头会比较干。另外，到了阴虚阶段，脉细数会比较明显。这是肺阴虚的内容。

肺阴虚的主要方子是沙参麦冬汤，其他含有沙参、麦冬这类养肺阴的方都可用。沙参、麦冬养肺阴，麦冬还可以养肾阴，沙参养肺阴又养胃阴，另外玉竹也养肺阴又养胃阴，所以选方就选含有这些养肺阴的药物即可。沙参麦冬汤如果用在肺痨上，就显得药轻了，但沙参、麦冬之类的养阴药可用，重一点的加生地黄、熟地黄等都可以。

养阴药分两类：一类是沙参、麦冬，比较轻一些；另一类是玄参、生地黄，比较重一些，颜色是黑的。色黑入肾，色白者入肺。轻清的往肺里去，重浊的往下面去。麦冬、沙参、玉竹都是白颜色。肺在上焦，一般治上焦病用药不要太重，所以治肺时药用轻一点，不要用得太重。下焦的病，如肝肾的病，用药可以重一些，重能够下降到达肝肾。所以，用沙参、麦冬补肺阴，用玄参、生地黄、熟地黄补肾阴。当然，补肾阴的药也可补肺阴，沙参、麦冬、玄参、生地黄都可用来补肺阴、补肾阴。金水同源，肺肾同源，肺肾关系密切，到了肺阴虚就应该补肾阴，在这个阶段应该增加一些补肾阴的药。因为有咳嗽，所以用桑白皮一类的药。实际上，这时用桑白皮力道很小，因为肺已受伤，虽然可以用，但用上去作用不是很大。

有时病是轻的，如果药太重也不相称。沙参麦冬汤治疗一般的肺阴虚可以用，但用于重的肺阴伤是不够的。这里还要说明一下，如果出血不止用补肺阿胶汤（里面有马兜铃可以清肺止咳）；另外，可吃三七粉或三七片，吃三七这类的止血药。咯血要止血，止血药如仙鹤草、花蕊石、侧柏叶。止血的方子还有十灰散（出自《十药神书》）。十灰散是十样灰，都是止血的东西。十灰散中的药化成炭，里面有大黄炭，有侧柏叶炭等，有止血治咳嗽的作用。可加桑白皮止咳嗽。不好再用马兜铃。它比较苦，味道很苦，用时少一些，1钱至钱半即可。或者用百部，既能治肺痨，又能止咳嗽。肺痨病中，百部是主药。马兜铃与阿胶常一起用于肺痨病。吐血时一般用止血药，如侧柏叶这类，进一步用阿胶或三七这类药。再出血不止，疾病就到五脏损伤的严重情况了，不一定治得好。现在这种情况比较少了，一方面用抗结核药，另一方面用中药，中西医结合之后危重病例不太多了，一般都能治好。从前没有抗结核药，患者往往病得比较厉害。肺痨的两大主症：一是盗汗，二是吐血。这两个问题能解决，疾病就治好了，反之不解决病会越来越厉害。

针对盗汗，主要用淮小麦、糯稻根这些。肺气虚的时候都用这些药，到了肺阴虚阶段止汗也用这些。出汗比较严重，可以再加牡蛎、龙骨。有的人经常盗汗，但不是虚劳病。这类患者经常汗出得湿淋淋的，晚上睡着了汗出很多，白天人倒蛮好，用药也用上述止汗类药，如糯稻根、淮小麦、龙骨、牡蛎等。有时此病不容易好，还可用一张方子——当归六黄汤。方中除了当归，还包括黄芪、黄连、黄柏、黄芩、生地黄、熟地黄。除了黄芪，方中的五黄都是苦寒药。这是清热止汗法。补虚止汗时，糯稻根一般都可用，有热无热都可用。龙骨用于出虚汗（虚的出汗）。如果因热出汗，阴虚火旺，可用知母、黄柏、黄芩、黄连这些苦寒的药，加上当归、黄芪一起用。另一种办法是温补，用附子，用黄芪，再加淮小麦、糯稻根。附子不是止汗的药，而是补阳气的药。对于长期出汗的人，汗不肯止，汗多伤阳气，出汗多后皮肤冷，汗多亡阳，此外，假使汗多不太明显而冷得比较明显，如果上述药都用过了，用龙骨、牡蛎、淮小麦等效果不好，可再加附子，这时的附子能起止汗的作用。肺阴虚患者临床上比较多见，患者白天人还好，到了晚上经常盗汗，还有烦躁，肺虚容易引起肝火及虚火，一般火气比较大。肺痨病者火气很大时，还有消瘦、烦躁、晚上睡不好，可加些安神的药，如酸枣仁、柏子仁、夜交藤等，烦躁加黄芩、黄连、黄柏、知母等，其他安神药也可以用。因为肺病治好其他症状也将改善，如果出现烦躁失眠，安神的药可以加一点作为辅助。

2. 心阴虚

阴与血不太好分。心阴虚的症状，主要是前面所讲的心血虚的症状再加烦躁，多一种火的现象。心血虚火的现象不明显，有贫血。心阴虚有热的现象，如烦躁、舌红绛（一般是红，到了红绛就是火比较旺一些）、脉细数。这里提出一张方子——天王补心丹（又叫补心丸）。心阴虚的治法要参照心血虚的治法，假使有火旺的现象就加一点养阴清火的药。这里附带说一下，不再另外列出来。心阴虚不是重点，肺阴虚是重点。

3. 脾胃阴虚

脾阳虚常见，脾阴虚不太常见。但脾和胃不能够分开，一般讲脾阳虚、胃阴虚，就是说脾阳虚的人可看到阴虚的现象，胃阴虚时也可看到脾阳虚的症状，这两者会并存。但脾胃阴虚时，症状有口干、大便燥结（不是溏薄）、不思饮食等；其他症状如恶心、呃逆，脾阳虚和胃阴虚都有，面色红，舌红。有的患者舌红并且上面有糜点（腐白色点），再有呃逆打嗝，属于胃阴虚得比较厉害。这时情况比较严重，预示胃气将绝。舌头上有糜点，预示胃阴已经枯槁了，内脏有点衰败的意思了。肝硬化后期，肝硬化腹水时就不单单是肝的疾病了，脾胃也不行了，就可见到这种现象。还有一种痢疾到后期病重时也可见到呃逆和糜点。痢疾轻的时候止泻用白头翁汤，但到了后来那种常见的菌痢，有呃逆，说明胃气胃阴受伤。常见病拖到后期，比如原来是实证，时间长了也会转到虚的方面，泄泻拖延长久后也可见到这种现象。

脾胃阴虚可以用益胃汤。益胃汤养胃阴，用药也是沙参、麦冬、生地黄、玉竹等，与肺阴虚差不多。有的患者不是消化不好，只是脾阴虚（包括胃阴虚），表现的症状有大便不爽，即大便比较困难，不是习惯性便秘，而是用不出力，大便排不出，这种情况要加补气的药。另一种大便比较干结，要用润肠的药，如火麻仁、瓜蒌仁等。如果单单润肠不够，还要加养阴药，如麦冬、生地黄等。这种类型的人不想吃饭，也没有饥饿感，没有舌苔。一般湿重的人舌苔比较腻，这里要辨一辨。如果一个胃口不好的人，还有舌苔腻，可以用香燥、燥湿的药以健脾开胃；如果舌光无苔没胃口的人，就不能用香燥药，比如木香吃下去更加燥。这种人要养胃阴，临床上这类型的患者还是会碰到的。因此，碰到不想吃东西的患者，要仔细看舌苔，注意看其舌苔是白的，还是黄的？或是腻的？如果是腻苔，燥湿药用得重一点。黄腻苔要清湿热。若没有舌苔、舌头光要养胃阴。这当中是有区别的。有人认为消化系统疾病，弄点帮助消化的药吃吃就可以了，实际上这样是不能解决问题的。

4. 肝阴虚

肝阴虚的症状和肝血虚差不多，其症状有眩晕耳鸣、两目干涩、视物昏花、胁痛肢麻、筋脉拘挛、肌肉瞤动，特别是眼干畏光比较明显。慢性肝炎的患者到了后期可见到眼睛干燥，这就是肝阴虚。肝阴虚中也有肾阴虚，两者不太好分。肝开窍于目，眼睛属于肝。眼睛觉得干或痒，是因为肝火旺，肝火旺，使肝阴受伤。肝阴虚的主要症状是眼睛干燥、怕光。除此以外，肝阴虚还可见到眩晕、耳鸣、视物昏花、胁痛肢麻、筋脉拘挛、肌肉瞤动（血不养筋）等，这些症状肝血虚都有。有时候，肝阴虚的症状与肾阴虚的症状分不清，就合称肝肾阴虚。

肝血虚的人眼睛不觉得干，肝阴虚的人眼睛干，我认为肝阴虚是在肝血虚中的，治疗时，在肝血虚的基础上加一点滋阴的药就可以了。肝阴虚可用补肝汤。补肝汤实际上就是四物汤中加几味药，是在四物汤基础上再加木瓜、酸枣仁、麦冬等酸的药，因为酸能引药入肝。养肝药有两类，一类是养血的药，一类是养阴的药。四物汤再加些酸的药，滋阴加养血药一起用就能养肝阴了。养阴的药也能养血，他们之间稍微有些区别。酸枣仁带些酸味，不仅能安神，也可以养肝阴，进一步还可选用五味子、乌梅养肝阴。

5. 肾阴虚

肾阴虚是五脏阴虚的重点。到了肾阴虚阶段，病就比较重了。肾阴虚的症状有腰酸、遗精、喉咙痛、面色潮红、舌质红、两腿痿弱等。虚劳病到了肾阴虚时，已经非常重了，一般遗精腰酸不是大问题，吃点金锁固精丸、六味地黄丸就可以了。但到了呃逆及舌头上有腐白点时，骨髓枯竭，不能走路，就比较厉害了，这时舌质红绛，脉搏沉细或微。肾阴虚同时还有虚火。过去讲君火、相火，现在中医基础为实火、虚火。虚火包括五脏中的火，阴不足，火就有了。相对来说，火可以表现出热的症状，阴虚之后的虚火难分相火、君火，所以临床上一般讲虚火、实火。实火要泻，清热泻火；虚火要清，养阴清热。

下面介绍两张方子，一是大补元煎，二是大补阴丸。补元气可用大补元煎，补阴可用大补阴丸。肾阴亏的人仅补阴不解决问题，仅补气也不解决问题，所以补气、补阴要并进，一起补。这种病到这个阶段就比较重了，用了方子完全恢复的是少数，但大多数患者可以延长寿命，改善症状。对肾阴虚者，一补元气，二补阴血。大补阴丸有两味滋阴的药——龟甲和猪脊髓，两味降火的药——知母和黄柏。大补阴丸是补阴补肾的药。此外，补肾阴的还有河车大造丸，其中紫河车是主药，河车粉就是胎盘粉。紫河车能温肾补精，益气养血。

肾阴虚不一定老年才有，有的患者年龄小，青少年就有肾阴虚。对于经常有遗精症状的人要引起注意，不然后面变成肾阴亏虚，最后发展到骨髓亏虚那就更严重了。因为肾藏精，肾主骨，骨髓属于肾精。如果遗精长期不好，会慢慢变成肾阴亏，到了骨髓枯的阶段，就变成虚劳了。我们不要认为这种患者就是虚弱一些，无大碍。如果患此病的人变化到肾阴亏损，就比肾阴虚更严重，肾阴亏损到骨髓枯竭的时候就更不容易治疗了。老年人肾阴亏时，遗精的问题已不太有了，主要是身体衰弱。我们讲的遗精问题主要是年纪比较轻的，如果有这情况，要及早引起重视。一个是生活伤肾，一个是经常遗精，两者之间有联系。如果这问题不解决的话，肾会越来越虚弱，从阴虚到阳虚，或者阴虚阳虚一起来，从遗精还将发展到阳痿。

用药方面主要用地黄一类，一般补肾药就是六味地黄丸。六味地黄丸中有几味药不是补药，如牡丹皮、泽泻、茯苓。张景岳用左归丸、右归丸时就把这些泻的药拿掉。如果小便比较黄（肾的分泌功能比较差），就加一点牡丹皮、泽泻、茯苓，这样会有好处。左归丸与右归丸中的人参力道大些，还可用党参（力道比较轻），有条件的话可用价格较贵的朝鲜参，或者用西洋参，没有条件用党参也可以，量用得重一些，党参可用 3 钱至 5 钱，多的用 1 两也可以。

天冬、麦冬也可用，天冬的色味比麦冬浓一些（煎出的药天冬比较浓，麦冬比较清），天冬大一点，麦冬小一点，天冬和麦冬都有养阴清热、润肺滋肾的作用。天冬和麦冬色白，因此治疗肺结核养肺阴时也可用天冬、麦冬。这里用于滋肾阴。天冬、麦冬可以帮助生地黄、熟地黄，并作为养阴药一起用。玄参能够滋阴清火解毒。玄参用开水泡着吃也可以，比较容易泡得出。玄参也可与生地黄、熟地黄配伍用。玄参有凉血滋阴、清火解毒的作用，用在伤风咳嗽喉咙痛也可以。龟甲、鳖甲、龙骨、牡蛎这些药物滋阴清热，软坚散结，补肾益精。健阳的药，用杜仲、枸杞子，或用人参、朝鲜参、野山参，以大补元气，补肾益肺。这些药用时，不要一次性全部加进去。我们可以调换用药，往往用这种药效果不明显，可能调换一下就会有效，在平常治疗中常常会碰到这种问题，所以药不要全部用上去，在不灵时可以调换。比如养阴药，不一定用生地黄、熟地黄，如果吃了药遗精症状仍然在，可再加些龙骨、牡蛎、金樱子、莲子等涩精的药。如果两只脚慢慢越来越没力，走也走不动，可以用虎潜丸（也可以治痿病）。虎潜丸中补阴的药与补阳的药一起用，是常用方子，但虎潜丸经常缺货，怎么办呢？将其中的中药配成方子也可以。记住，虎潜丸是治痿病的常用方。肌肉萎缩不吃虎潜丸，要吃补脾胃的药，促使萎缩的部分再生长，帮助脾胃吸收营养，生长肌肉，改善萎缩。骨痿，就是骨头里面骨髓空虚，主要用补肾精的药来补填骨髓，慢慢补充亏空。痿病可用虎潜丸，并在此基础上加减。

6. 小结

阴虚共同的症状有潮热盗汗、面色潮红、五心烦热、口干咽燥、舌红少津、脉细数。具体内容见表8。

表8　五脏阴虚的症状、治法及方药

	肺阴虚	心阴虚	脾胃阴虚	肝阴虚	肾阴虚
症状	干咳，咯血，失音，潮热，盗汗，舌质干红少苔，脉细数	心血虚的症状加烦躁，舌红绛，脉细数	不思饮食，便燥干呕，形体消瘦，口干，呃逆，面红，舌光红或有糜点	同肺血虚	同肾血虚
治法	养阴润肺	滋养心阴	养阴和胃		
方药	沙参麦冬汤、补肺阿胶汤	天王补心丹	益胃汤		

（五）总结

虚证可分为四类（气虚、血虚、阴虚、阳虚），亦可分为两类（阳气虚和阴血虚）。这里有个问题要思考，为什么要分四类？主要为了分轻重。这个问题在编写教材时，全国来的同志一起讨论过，后来分来分去没有归起来，仍分为四类。气虚与血虚是不是可以分？阴虚与阳虚是不是也可以分？气虚和阳虚是不是一样？阴虚和血虚是否一样？这样分来分去分不清楚，故总的还是分四类。病情有轻重，大概病情较轻的，时间比较短的一般总是气虚、血虚比较多，或者气血两虚。气虚进一步就是气血两虚。病情比较重时，可见到阴虚、阳虚，往往伤阴而且伤阳，可见到阴虚、阳虚以及阴阳两虚之证。病情长久时，气虚、血虚就包括在阴虚、阳虚中了。病情较轻时，是气虚、血虚阶段，气虚、血虚不能包括阴虚和阳虚，后面阴虚、阳虚却可以包括气虚、血虚。阴阳气血不能全部分开，有时夹杂在一起。它们有密切的关系。如津液、精血属于阴液；阴虚包括了血虚；阴虚包括虚火上炎的证候；阳虚包括了气虚，阳虚比气虚重一些。

平时常见的情况比较复杂，不单单是一脏有病，可以不单单是肺也不单单是心，也可以与其他脏有关系，临床上应该分别轻重缓急，着重气血阴阳四个方面的辨证。

气虚、血虚、阴虚、阳虚与五脏辨证，现在临床上还是有实际应用价值的。上面主要介绍这些，下面有几个病案，这几个例子同志们看一看作为参考。

第一个病案是肺脾两虚，气阴不足，咳嗽且脾胃虚弱，这个病案用麦门冬汤。麦门冬汤是《金匮要略》里的一张方子，里面有麦门冬、半夏、人参，肺脾两虚时这方子经常用。第一个病案比较清楚，与讲过的内容比较合得起来。气阴两虚的一个是肺，一个是脾。

第二个病案，主要是气喘。上焦空虚，清气上逆，肾不纳气，气急气喘，阴虚潮热，用金匮肾气丸，如果不好可以用左归丸、右归丸。而我们用的方子重用紫石英、小茴香、枸杞子、核桃肉、牛膝、五味子、茯苓、赤石脂、补骨脂、桑椹。这张方子可以做成丸药。这张方子主要补肾气，治肾不纳气，比金匮肾气丸更好些。刚刚讲的紫石英以前没有讲过（一般用牡蛎、龙骨）。紫石英这个药可以平冲气，专治肾不纳气，冲气上逆。冲气的意思是冲起来的气比较厉害，一阵一阵的。这张方子可以供大家参考。方中还有核桃肉、补骨脂，这两者都纳肾气。茴香是理气的，治肚子痛，实际上是治下焦肚脐旁边的肚子痛。这是第二个病案。

第三个病案，主要是泄泻，讲脾气虚和脾阳虚。

第四个病案主要是肝血虚，用大黄䗪虫丸。大黄䗪虫丸能够破血逐瘀，在临床上常用。我们让患者一方面吃补阳补气血的药，另一方面吃大黄䗪虫丸。治疗寒热痰湿之证不单单要用养血的药，也要配合使用祛瘀血的药。

再谈一谈阴寒盛的问题。实际上，阳虚的人总是寒盛。阴寒盛用附子、肉桂等温阳散寒的药，叫阳虚则寒。阳虚与寒分不开，因为阳虚的人总归怕冷，症状偏寒。还有一种阴寒盛，刚刚讲的是用生附子、鹿角胶这类的。另一些阴寒盛不是阳虚引起的阴寒盛，而是阳虚的人同时受外来的寒，比如在特别寒冷的地方衣服穿得太少，外面的寒气侵入身体，阳气本来就虚，二者相加导致阴寒盛，也可用生附子一类的药。

这篇内容比较复杂，可画一张表格把内容充实进去。比如肝有肝气虚、肝血虚、肝阴虚，到底着重哪方面？心着重哪方面？这样复习时根据这些症状要用啥方法以及用药也能比较清楚。学了一篇东西后要有印象，尤其是到了一定年纪的人特别容易忘记，上面的表格大家参考一下，这种复习方法比较好。现在的方子太多，辨证太烦，弄不清楚，像刚刚讲的阴寒盛的问题，有很多方药可选。方子太多如何用？实际上，可以把方子中的主药选择出来，分清楚方子中主要的药有哪几样，不同的药有哪些异同。

虚劳篇的学习可按辨证思路整理，首先辨别气血阴阳的性质，再分清脏腑的部位，找出其中的共性和特性。

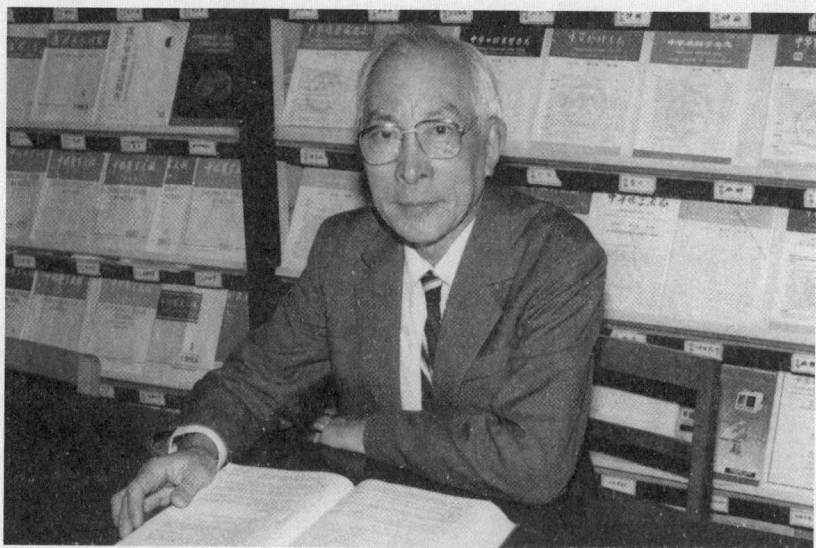

胡建华简介

胡建华（1924—2005），字丕龄，号良本，自称六乐老人，汉族，浙江省鄞县（现浙江省宁波市鄞州区）人，上海市名中医。1945年毕业于中国医学院，师承丁济万、程门雪、黄文东，主修中医内科，擅长医治脾胃病、神经精神系统疾病。上海中医药大学教授、上海中医药大学附属龙华医院主任医师。曾任上海中医学会理事、上海中医药大学中医内科教研室主任、上海中医药大学附属龙华医院内科副主任、《中医杂志》编辑部特约编审、上海金山中医神经专科医院顾问。高等医药院校教材《中医内科学》编委、厦门大学海外函授学院《中医内科学》编委、中国医学百科全书《中医内科学》编委、《实用中医内科学》编委、《进补与养生》主编。曾兼任上海中医药大学、上海市中医药研究院专家委员会委员，上海中医药大学附属龙华医院专家委员会主任，《上海中医药大学学报》常务编委，上海中医药大学校友会常务理事，上海市中医中风医疗协作中心顾问，上海市中医脑病医疗协作中心顾问，上海市中西医结合脑血管病急救医疗协作中心顾问，上海市名老中医诊疗所特约专家，上海市《康复》杂志特约专家顾问，上海市职工技术协会、上海市医务工会技术协会、新民晚报职工技术协会名人专家义务医疗咨询活动常年顾问，上海市药材公司专家咨询委员会委员，南方制药厂专家委员会委员，美国中医气功医学研究会海外顾问。

胡建华长期从事临床医疗工作，中医功底扎实，擅长治疗神经、精神、消化系统疾病。开展对中医药治疗癫痫、血管性头痛、帕金森病的临床研究，成绩显著，分别获得原上海市卫生局中西医结合科技进步奖三等奖、科技成果奖三等奖。

黄文东调理脾胃之经验

内容提要

本文介绍了黄文东在治疗复杂脾胃疾病时注重从整体出发的辨治特色，论述了脾与肝、脾与肺、脾与肾、脾与心的关系，并列举了3个有效病案进行佐证，最后作者结合病案谈了学习名老中医经验的方式、方法。

黄文东教授是我的导师，是前上海中医学院的教务长，我那时候是学生，所以我们是三十多年的师生。黄老临床教学有五十多年了，他的经验非常丰富。在党的亲切关怀和前辈的热心教导下，我才有机会向黄老学习，得到不少收获。

黄老治疗疾病，非常重视调理脾胃。他经常对我们说："脾胃是后天之本，是气血生化之源。体质虚弱的患者如果治疗不当，将继续求诊。"所以，在治疗外感内伤疾病时，我们应该时时注意照顾脾胃。怎样照顾脾胃？一方面，不能一见到热象就轻易应用大剂量苦寒的药物，像黄芩、黄连、大黄之类的，因为苦寒的药物对脾胃有克伐作用。另一方面，也不能一见到气血不足，不考虑脾胃的接受能力，就用大剂量的滋补药物，如阿胶、石斛之类。这样也会影响脾胃的运化功能。

一、脾与其他脏腑的关系

1. 脾与肝

黄老说：久病不愈与脾胃的关系最为密切。他举了《金匮要略》"肝病传脾"作为例子。《金匮要略》说："见肝之病，知肝传脾，当先实脾。"意即看到肝经有病，我们就要考虑肝是否会克脾（木克土）。肝旺要克脾，因此，要考虑脾的问题。黄老对《金匮要略》的这一观点很赞同。他认为这充分反映出中医学以预防为主的思想和整体观念，具有实际指导意义。《金匮要略》里面还批评了一种思想："见肝之病，不解实脾，惟治肝也。"就是看到肝经的病，不了解应该去实脾，而单单治肝，这是一种缺乏整体观念的表现。《金匮要略》提出的这个观点是很正确的。

2. 脾与肺

除了肝与脾有关系，黄老认为脾与另外的脏的关系也很密切。他举了几个方面的例子。例如肺病，我们经常用培土生金的方法。在临床治疗肺部疾病时，经常用健脾的方法，如参苓白术散以及补肺汤。参苓白术散以健脾补气为主。补肺汤名为补肺，而实际上主要是党参、黄芪，就是培土生金的意思。通过培土生金，使得水谷精微上输于肺，使肺气充沛，控制病情的发展。现在同志们在钻研中医学时，很多人都运用健脾补气的方法来治疗肺金的疾病。

参苓白术散组成：

莲子肉 500g，薏苡仁 500g，砂仁 500g，桔梗 500g，白扁豆 750g，白茯苓 1000g，人参 1000g，炙甘草 1000g，白术 1000g，山药 1000g。

上为细末，每服 6g，大枣汤调下。小儿量岁数加减服之。

功用：补脾胃，益肺气，渗湿止泻。

补肺汤组成：

黄芪 30g，甘草 12g，钟乳 12g，人参 12g，桂心 15g，干地黄 15g，茯苓 15g，白石英 15g，厚朴 15g，桑白皮 15g，干姜 15g，紫菀 15g，橘皮 15g，当归 15g，五味子 15g，远志 15g，麦冬 15g，大枣 20 枚。

上 18 味，以水 1.5L，煮取 500mL，日 3 夜 1 服。

功用：补肺益脾，清火化痰。

3. 脾与肾

治疗肾的疾病，我们可以用培土制水，即健脾制水的方法。肾气、肾阳不足往往可以用培土制水的方法，健脾制水，像五苓散、实脾饮之类的就是通过补脾来制水。肾脏的元阳主要通过水谷之气加以充实。如果没有水谷之气的支持，肾脏的元阳也不能得到充分发挥。所以，肾脏的元阳充足使得阳生阴长，水能化气，这样水邪就能够退却。

五苓散组成：

猪苓 9g（去皮），泽泻 15g，白术 9g，茯苓 9g，桂枝 6g（去皮）。

上 5 味，捣为散，以白饮和服 6g，日 3 服。多饮暖水，汗出愈，如法将息。

功用：利水渗湿，温阳化气。

实脾饮组成：

厚朴 6g，白术 6g，木瓜 6g，木香 6g，草果 6g，大腹子 6g，炮附子 6g，白茯苓 6g，干姜 6g，炙甘草 3g。

功用：温阳健脾，行气利水，化湿消肿。

4. 脾与心

治疗心经的疾病，往往用补脾生血的方法，如归脾汤之类。

归脾汤有大剂量的补阴血的药，其中还有四君子汤，还有木香之类的，就是既补脾又益气。补脾生血可以增强供血的来源，使血液充足，循环通畅，以达到治疗心经疾病的效果。

归脾汤组成：

白术 9g，茯神 9g（去木），黄芪 12g（去芦），龙眼肉 12g，酸枣仁 12g（炒，去壳），人参 6g，木香 6g（不见火），甘草 3g（炙），当归 9g，远志 6g。

上㕮咀，每服 12g，用水 220mL，加生姜 5 片，红枣 1 枚，煎至 150mL，去滓温服，不拘时候。

功用：健脾养心，益气补血。

四君子汤组成：

人参 9g，茯苓 9g（去皮），白术 9g，炙甘草 6g。

上为细末，每服 15g，水 1 盏，煎至 7 分，口服，不拘时候，入盐少许，白汤点亦得。

功用：益气健脾。

黄老说，他重视脾胃是从李东垣的《脾胃论》中得到的启发。李东垣根据《素问》的精神，认为元气之充足，皆由脾胃之气无所伤。在《脾胃论》中，李东垣指出人以胃气为本，李东垣的许多方都着重于补中益气、升阳益胃。我们知道补中益气汤升阳益胃这个方法，适用于胃气虚、脾阳虚、运化不健的一些证候，从而增强人体内在的抗病能力。但是，他用药偏于温燥升补。当然李东垣也用养阴的药物，但总体而言他用药偏于用温燥升补的药。所以，对于胃气失于和降，胃阴耗伤的这类疾病，用温燥升补的药就不是很适合了。

清代叶天士在《临证指南医案》中强调了治脾与治胃的不同，认为"太阴湿土，得阳始运；阳明阳土，得阴自安"。这里的"湿土"主要指脾。"得阳始运"是指阳气充沛起运化的作用。"阳明阳土"，这里的"阳明"指胃。"得阴自安"，是说胃喜润恶燥，当它不是很燥而是比较滋润、阴液不伤的时候，人就自然不生病了。下面还有"以脾喜刚燥，胃喜柔润也"，即脾喜欢刚燥，胃喜欢柔润。同时，他又提出"脾宜升则健，胃宜降则和"的理论。黄老对叶天士的这个观点是非常赞同的。他认为治疗脾胃疾病，首先要在升、降、润、燥之间灵活掌握，来权宜而施。

根据上述指导思想，黄老在辨证施治的过程当中，对脾胃系统的疾病作了很细致的分析。他在辨证的过程中善于区别，根据脏腑（这里的脏腑，脏指脾脏，腑指胃腑）的不同情况，采取不同治法。如果病在脾的话，他倾向于多用补中益气、升阳益胃的方法。如果病在胃，他用养胃生津、和胃降逆的方法比较多。因为脾病应偏于温燥，而胃病应偏于柔润。所以，这里我们指出要根据脏腑的不同情况来制定升、降、润、燥不同的治法。

黄老的学术思想是来源于李东垣的，但是他并没有拘泥于东垣，他主要选李东垣和叶天士两家的优点并加以灵活运用。

二、病案举例

现在我举 3 个病案向同志们汇报一下黄老在这方面的临床运用。

病案 1

患者，干部，男，50 岁。患者作呃，腹胀，胃痛，时有头晕，不能左右顾盼。头晕的时候心悸、想吐，而且不能起坐；严重时像耳源性眩晕，头也不好转动，但不是耳源性眩晕。平时睡眠不好，近来夜里梦多；下肢和腰以下有寒冷的感觉，但是如果衣服穿得多一些，被子盖得厚一些，背部等处又会有烘热的感觉，容易躁热不安；四肢关节酸楚，最近格外明显；饮食不多，大便 2 次，质地软；面色暗；舌质淡，苔薄白而腻，脉象右弦滑而左细；血压正常。

这位同志的病情和症状错综复杂，我们把他的症状整理一下。

这位同志的症状可以归纳为三个方面。一是肝肾阴虚，阳浮于上。肝肾阴虚的表现为头晕，不能转侧起坐、左顾右盼，背部烘热，睡眠不安。这是第一个方面。

其次，就是脾肾阳虚，精亏于下。主要表现为纳少，大便 1 日 2 次，胃口不是很好，腹中胀气，腰以下有寒冷感。这是第二个方面。第三个方面是肾阳不振，表卫不固。患者表现为心悸，关节疼。另外，复诊的时候，患者还有一个症状，就是这些症状随气候变化而反复发作。

治疗原则为健脾温肾、潜阳宁神。黄老用了这样一张方子：白芍、陈皮、半夏、炒杜仲、补骨脂、菟丝子、淫羊藿、煅龙骨、煅牡蛎、灵磁石、春砂壳、焦薏苡仁、焦谷芽。这张方子连续吃了 1 个月，患者的病情和症状逐步好转。

复诊时，这位同志腹胀渐减，脾胃运化功能也比较好，大便、小便都正常，头晕及下部怕冷的感觉也减轻了；但是关节痛，左胸感觉闷，有时心慌，随气候变化而经常发作；舌质还是淡的，舌苔还是白腻的，脉沉细带弦。当时是冬季，黄老以健脾胃为主，加入温补肾阳的药物，用参须、炒白芍、炙甘草、制香附、巴戟天、淫羊藿、炒杜仲、炒牡蛎、灵磁石等，用这张方子继续服用。

关于这个患者，黄老认为他是肝肾阴亏、脾肾阳虚。肝肾阴亏与脾肾阳虚在用药时是存在一定矛盾的。因为若用滋阴的药，他有阳虚的一面；若用温阳的药，他有阴虚的一面。因此，用药时，一方面要忌腻滞，另一方面也要避免过于温燥。黄老首先抓住健脾胃这一重点来进行辨证用药。我们一起会诊时，得知这个患者已经病休 1 年了。这个患者有个特点，他对药物比较敏感，用药稍微温一点人就感觉烘热得不得了，出现阳亢的现象；稍微凉一些，就要拉肚子，下肢更怕冷。所以，在用方选药时我们就要注意到这个问题。因此，这张方子分量是比较轻的，菟丝子只用 2 钱，淫羊藿 2 钱，现在我们的常用剂量可能要比这个大一些，我们现在用起来常常是 1 两。这里的剂量比较轻。处方除了参须、白芍，还有陈皮、半夏、砂壳、薏苡仁、谷芽，这些都是健运脾胃的药物。

在温肾的药物当中，应避免附子、肉桂等刚燥的药，治疗血证的时候也要注意这个问题。温阳药我们可以分为两大类，一类是刚燥剂，一类是温柔剂。附子、肉桂这些药是刚燥剂，温阳散寒的作用比较强。但是这位患者阴虚的症状又比较明显，所以黄老避免用刚燥的药物，而是用温柔的药物，像淫羊藿、巴戟天这些都用上去了。

当然温柔的药物也还有不少，像补骨脂之类的都是的。这些温柔的药物温而不燥，当然这是相对而言。如果这个患者完全是阴虚火旺，用温柔的药也会伤阴。在阴阳两虚的情况下，我们需用温阳药时，可以用温柔的药。相对来说，温柔的药是温而不燥的，助阳而不至于伤阴。

此外，黄老还用了不是很凉的牡蛎等平肝的药，所以这药吃下去患者没有不舒服，没有前面所讲的偏热偏冷的感觉，没有见到任何不良反应。吃了药以后，患者肚子胀逐步减轻，脾胃运化的功能有所好转，二便正常，头晕明显减轻。这位患者经过 2 个月的治疗，取得了较好的效果。

我们就把这张方子配了丸药，每日吃 2 次，每次吞服 2 钱。后来，这位患者恢复工作了，身体比较好了。

黄老认为，患者头晕、心悸、睡眠不安、背部烘热，这些应该说是阴虚阳亢的症状，一般医生见到这些马上用滋阴潜阳的方法，如果是一边倒的阴虚阳亢，可以这样来处理，但是这个患者脾胃运化很不好，是脾肾虚的，运化能力很差，如果大剂量滋阴潜阳的药物用下去，就他脾肾的运化力量来说，是维持不了的，很可能引起大便溏薄，胃口格外差，下肢寒冷的感觉也可能加重，这样子反而使病情不能有所好转。这是我们分析的第一个病案。

病案 2

钱某，女。左肺全切除术后 10 个月，并做胸廓改形术。患者手术后体力一直不能恢复，同时服用抗肺结核药物，对消化道有所妨碍，出现一些消化道的症状，如恶心，胃口不好，大便溏泄，一天六七次，腹中疼痛，少腹及肛门坠胀，头胀，失眠，心悸，神疲乏力，舌苔薄腻，脉象细。

黄老辨证时从三个方面来分析：一个是气阴两虚；第二个是肝气横逆；第三个是脾失健运，胃失和降。我们将症状分析一下。首先是气阴两虚，气阴两虚表现为失眠、心悸、神疲乏力，脉象是细的；在第二诊时还有一个症状，就是五心烦热。其次是肝气横逆。肝气横逆表现为腹中时痛，少腹及肛门坠胀。我们理解为肝旺的表现。第三个是脾失健运、胃失和降，表现为便溏、恶心、纳差。根据病机我们就用了健脾柔肝和胃的方法。

黄老用了下面这张方子：白芍、炒防风、炒白术、陈皮、山药、炒扁豆、白蒺藜、丹参、炒谷芽、炒麦芽。这个患者是我们到上海某医院去会诊的，先给她吃了 2 个星期的药，14 剂。

两个星期以后，我们再去复诊，患者大便次数减少了，没有六七次了，但还是溏便不成形，胃口还是不好，心慌，头晕，五心烦热，舌质是淡红的，苔薄腻，脉细弱带数。这些症状说明患者肺阴亏虚（长期结核病造成），肝阳偏亢，脾胃运化不健，所以应以调理肺脾为主。黄老用了党参、炒白术、制香附、砂壳、陈皮、生扁豆、牡蛎、磁石。二诊的方子患者又继续吃了14剂。吃了这14剂以后，患者的情况就有了很大的改善，大便成形了，胃纳增加了，每顿可以吃2两多，原来只能吃1两左右。当然患者还没有完全治愈，只是有所好转。阴虚潮热逐渐减轻，说明肝阳渐平，脾胃运化功能较以前有好转。这是一个好的现象。

三诊，黄老着重滋阴清热、调理脾胃，用了北沙参、麦冬、生扁豆、青蒿、白薇、丹参、陈皮及春砂壳，7剂。这位患者肺结核多年，左全肺切除，而且做了胸廓改形术，手术较大，虽然手术后已有10个多月，但是肺气、肺阴还没有恢复，阴虚会引起肝火旺，另外由于药物反应，肝旺克脾，引起脾胃运化不好。

黄老认为这个时候虽然见到阴虚肝旺的症状，但还要看到患者大便溏泄每天六七次，恶心，胃口不好。黄老认为不能只看到阴虚肝旺的一面，而过早使用滋阴平肝潜阳的方药，因为我们知道滋阴平肝的药物对脾胃运化功能不好的患者是有影响的。如果处理得不好，便溏会加重，恶心、胃门也将更加不好，所以黄老初诊时以健脾柔肝为法，以痛泻要方加味来治疗。他用了陈皮、炒扁豆、山药、谷麦芽等来健脾和胃；用炒防风升清运脾以止泻；芍药、丹参、白蒺藜养血柔肝安神，特别是芍药有抑肝止痛的作用，可抑制肝火过旺。吃了药以后，患者大便次数减少了，说明脾胃运化功能是有好转的。

二诊时，黄老还是以调理肺脾为主，用了党参、白术、香附、陈皮等药物，同时因为患者五心烦热，所以加了些平肝潜阳的药，如磁石、牡蛎等。

三诊时，患者大便成形了，胃纳增加了，阴虚潮热、肝阳上亢的症状也减轻了，这时候脾胃的运化功能基本上得到了恢复。黄老在三诊时完全改变了处方的组成。他原来是以补脾益气、健脾和胃为主，三诊时以清热滋阴为主了，将调理脾胃放到了第二位，选用沙参、麦冬、生扁豆等清凉和胃滋阴。清凉和胃滋阴就是说不是用很腻的药物。虽然这时候要用养阴的药物，但是患者的脾胃运化功能才刚刚好转，所以养胃滋阴是以清凉和胃滋阴，而且还用了陈皮、砂壳来帮助运化。

从这个病案中我得到这样的体会，肝旺脾弱，气阴两虚，当选治脾，就要考虑补脾健脾，首先考虑脾的问题，脾的运化；待脾胃运化功能逐渐恢复，再以滋阴清热为主，调理脾胃为辅；三诊时，患者的脾胃对滋阴药物已有接受能力，故改用养阴的药物。如果在初诊阶段大便每日六七次，腹泻，纳少，运化很不好的情况下，只看到阴虚潮热，而不考虑患者脾胃虚弱的一面，初诊就用滋阴的药，那么患者脾胃的运化功能肯定要受到伤害。脾胃运化功能受到伤害，患者的气阴就不能恢复。这是我向同志们汇报的第二个病案。

病案 3

患者，女，教师，31 岁。患者初诊时患肺结核已有 3 年，伴肺不张，长期使用抗结核药物治疗，效果不满意。患者经常咯血，午后潮热，咳嗽痰稠，右胸隐痛，肝区作胀。这些症状都是阴虚火旺的症状。又见面浮神疲，形瘦色萎，不思纳谷。这是脾虚的症状。还有大便干结，舌质淡胖，尖有红刺，脉细。患者的症状有这样三个方面：第一是阴虚内热，肺失清肃，表现为经常咯血、午后潮热、咳嗽；其次是肝火偏亢，表现为胸痛、胁胀、大便干结、舌尖有红刺、脉细；第三是脾胃运化不健，表现为面浮（脸浮肿）、形瘦（形体消瘦）、纳少（胃口不好）、舌胖（舌质淡胖）。所以，我们在医案上写：肺脏气阴不足，肝经气火有余，脾胃运化不健，用益肺气、健脾胃，佐以肃肺顺气、清热之法来治疗。

我们用了这样一张处方：炙黄芪、炒白术、炙甘草、杏仁、陈皮、半夏、炙百部、知母、青蒿、炙鸡内金。

患者吃了这方药 20 余剂，潮热就好了，胃口也比较好了，大便也正常了，但是仍稍微劳累就引起潮热，咳嗽减轻了，但是还没有消除，肝区有时候仍胀，舌淡尖红，说明气阴还没有恢复。黄老接下来就用滋阴清肺、疏肝和胃的方法，用南沙参、清炙甘草、清炙黄芪（清炙就是用火炙的，不加蜜的）、桑叶、桑白皮、银柴胡、玄参、地骨皮、青蒿、白蒺藜、海蛤壳、白前、淡竹茹、广郁金、陈皮。这张方子吃了半个月左右，患者就停药了。后又经过两三个月的治疗，她从长期病假逐步到半天工作，再过渡到全天上班。

黄老对这几位患者的病情进行了总结分析。他认为第三个患者与前面两位各有异同。相同的地方是这三个患者都有脾运不健，阴虚阳亢，寒热夹杂，虚实交错。但是，他们又有不同的地方。第三个患者阴虚阳亢的症状比较严重一些，她经常咯血、午后潮热，这就不是一般的阴虚了，而是阴虚阳亢，阴虚火旺了，所以在权衡轻重的时候，这个问题要加以考虑，不能放任气阴全衰而置之不顾，而前面两个患者这个问题可以放一放。第三个患者，阴虚阳亢，阴虚火旺比较严重，午后潮热，还经常咯血，所以，黄老初诊的处方中用益肺气、健脾胃之法，这两者不矛盾，因为有些补肺气的药往往也有健脾胃的作用。

他用了黄芪、白术、甘草、鸡内金。当然，鸡内金补肺气的作用是少的，主要是消食健胃，与脾胃有关系。黄老用了益肺气、健脾胃的药，同时又用了百部、知母、青蒿来肃肺清热。这治法与前两例是不同的。这三味药不是针对脾，而是针对肺。肺宜清肃，上焦有热用肃肺清热的药物。在服用了 50 剂左右的药物以后，患者症状逐步改善，低热已逐步平下来了，胃口也比较好了，大便也正常了，脸色也好转了，有光泽了，体重增加十几斤，这是很好的现象。所以我们讲，补肺气要培土生金，要考虑脾胃的功能。复诊时，患者仍有稍微疲劳，容易潮热，咳嗽减轻但仍有一些，肝区有时作胀，那是气阴还没有恢复。故黄老用沙参、炙甘草、桑叶、桑白皮、银柴胡、玄参、竹茹来滋阴清肺，又用青蒿、白蒺藜、海蛤壳、白前、广郁金、陈皮等在益肺清热的同时，以疏肝和胃为辅，健运脾胃。

三、对黄老治病思想的认识与总结

现在我再向同志们汇报一下我在学习的过程中对黄老治病思想的认识。黄老手记的许多病案反映出他中医学整体观念比较强。他看病不是从局部出发，而是从人的整体出发，而且体现了朴素的辩证法思想。我们认为人体内部各脏腑是保持着密切联系的，尤其是某部分急剧的变化，必然会影响整个身体，或者其他相关联的脏腑，全身的状况又可以影响局部病理的变化，所以要全面、辩证地处理局部和整体的关系，而不能只看局部，不注意整体来诊断疾病，治疗疾病。在这方面，在与疾病作斗争的过程中，黄老认为调理脾胃起着一定的主导作用。

现在我们根据黄老的病案从 3 个方面来认识他的经验。

第一，阴血不足同时脾胃运化功能薄弱，这往往是比较难对付的。我们遇到这种病情一般先以健运脾胃为主。比方说，患者五心烦热、失眠、心悸，很明显是阴虚的症状，同时又见到大便溏薄、恶心、纳差，在这种情况下，首先应该调理脾胃运化的能力。经过调理，患者便溏转稠（患者原来大便每天六七次），如果不考虑脾胃的问题而先用滋阴清热的药，患者肯定受不了，会导致便溏更厉害，人更虚。

便溏转稠，大便逐渐成形，肚子和胃口也好了，然后再以滋阴清热为主。在这种情况下，患者对滋阴药物是可以逐渐吸收的。我们认为必须从病情的实际出发来制定健脾与滋阴的先后，就是说要健脾在先，滋阴在后，这是黄老辨证思想中的一点。

第二，患者阴血不足而脾运不健，要先以健脾为主，选药不能过于温燥。中药里温的药、燥的药比较多，这时候要考虑到不能用过于温燥的药。因为患者有阴虚的症状，要避免伤阴。当以滋阴为主的时候，选药可以多用滋阴药，同时还要适当辅以健脾和胃的药，这样更有利于滋阴药物的吸收。

比方说第三个患者，患肺结核、肺不张、肺气阴不足，脾肾阳虚。黄老很注意益肺养阴，避免用损伤脾胃的药物，也避免用温燥的药物，而选用温柔的药物。而第二个患者则是肺结核、左全肺切除，开始他不用温燥的药物，而是用温柔的药物。到以滋阴清热为主、调理脾胃为辅的时候，他选用了沙参、麦冬、扁豆这类有清凉作用并能够滋阴的药物。这是根据各个患者不同的病情来决定健脾与滋阴的配伍。这里讲根据不同的病情来决定药物的配伍。

第三，如果阴虚内热较重而又脾运不健，具体来讲是第三个患者。这个患者右中肺结核空洞，经常咯血，午后潮热，阴虚内热较重。一般阴虚和脾运不健同时存在，我们多考虑健脾，但在患者阴虚火旺比较严重的时候，我们就要兼顾，否则的话，只照顾脾胃，阴虚内热的矛盾还会继续上升，不能解决。所以在这个时候应该健脾胃与滋阴清热兼顾。这是黄老的一些病案和经验，我向同志们进行汇报。

另外，我想再谈一谈学习老一辈专家经验的一些肤浅看法。在学习老中医的经验时，我们往往带着偏爱，往往关心什么疾病用什么药，用什么方？这样比较实惠。这是不是好？我觉得还是需要的。比方说，某位老中医对哪些病种、哪一方面有一些常用的方药、常用的辨证方法（规律），我们是应该学习的。但是不能局限于几味药、几张方子的运用，因为这样子思路就放不开。我认为向老中医学习，要学习他们的哲学思想，学习他们的辨证经验，学习他们更广阔的思路。老中医的经验各有独特之处，比如上面的 3 个病案，我讲解的方式不是谈哪一个病用哪一张方子，而是从大的方面讲解。比方说，刚才讲的几个方面，如果符合临床规律的话，那么你掌握这个方法以后，不管你碰到什么病，它是一个大的原则，这牵涉哲学思想的问题。所以，我感觉一方面老中医的方子要学，而有经验的老中医的辨证思想这方面，我看学习的意义更大一些。但是我们往往忽视后者，重视前者，就是重视一方一药的学习多一些。

在我跟老前辈学习时，还有其他一些中医学院的同学也在学。他们说：最好能够总结一下，把黄老的方子一张张整理打印，发下来算了。实际上，这种讲法不够全面。当然有些老中医的经验可以总结提炼出来向同志们进行介绍，但是还有好多东西不是这样子能够马上拿得出来的。比方说，1967 年我们在门诊上看到一个 13 岁的女孩子，她患遗尿症，这小孩除了面色少华（脸色难看）以外，照黄老的讲法，她还有眼白呈青色。这个小患者到我们医院来看之前已经吃过很多药了，都是一些固涩的药，效果不令人满意。她母亲和这小孩子也非常苦闷。因为尿床，冬天被子潮湿了，女孩子的母亲有时候还要打她。我们平时看到的鸭蛋壳有两种颜色，一种是白的，一种是青的。黄老认为小儿目白（眼白）有青鸭蛋壳色者是阳虚的表现。我们用了益肾助阳佐以固涩的方法来治疗，患者遗尿明显好转了。具体的方药你们可以看《黄文东医案》一书，用熟地黄 9g，山药 9g，菟丝子 9g，巴戟天 9g，女贞子 9g，川续断 9g，炒白术 9g，炙黄芪 9g，制狗脊 12g，红枣 5 枚，7 剂。其间有 2 次转方，药无变动。二诊时，黄老仍用益肾温阳之剂，各症均有改善，遗尿明显好转。

还有一个病案。1968 年，我们在临床上看到一位 54 岁的干部，患有失眠。这个患者有一个特别的症状，这种症状我们有时会遇到，就是一入睡就有鼾声。旁人说你昨晚睡得很好，但他却说我昨晚没有睡好。旁人说你打呼噜打得这么厉害，他说打呼噜的时候神志完全清醒。患者过去吃归脾丸、安神丸之类的药，吃得蛮多的，也吃过些汤药，后来为了治病他到上海来求医，找到黄老。这个患者怎么来辨证呢？黄老认为，鼾而不寐（打呼而没有睡着）乃由痰热内蕴，肺气不利夹肝火上逆所引起。所以他用清化痰热的治法。

初诊：生地黄 3 钱，山萸肉钱半，山药 3 钱，茯神 3 钱，泽泻 3 钱，牡丹皮 3 钱，玄参 3 钱，麦冬 3 钱，炙远志钱半，牡蛎 1 两，珍珠母 1 两。7 剂。

二诊：症状基本如前，原方续服 7 剂。

三诊：前法加入清化痰热之品。玄参 3 钱，麦冬 3 钱，生地黄 3 钱，山萸肉 3 钱，牡丹皮钱半，泽泻 3 钱，茯神 3 钱，珍珠母 1 两，炙远志 1 钱，海浮石 4 钱，牡蛎 4 两，黄芩 4 钱半，半夏 3 钱。7 剂。

四诊：仍有阴虚痰热内蕴，再拟前法出入。玄参 3 钱，麦冬 3 钱，牡丹皮钱半，黄芩钱半，川贝母 3 钱，海浮石 4 钱，半夏 3 钱，炙远志 1 钱，牡蛎 1 两，炒酸枣仁 3 钱（研），珍珠母 1 两。7 剂。

五诊：夜寐尚安。再守前法。原方 7 剂。

六诊：阴虚未复，痰热未清，仍从前法出入。玄参 3 钱，麦冬 3 钱，半夏 3 钱，淡黄芩钱半，炙远志 1 钱，牡蛎 1 两，炒酸枣仁 3 钱，珍珠母 1 两，川贝母 3 钱，朱灯芯 2 扎。7 剂。

七诊：症状基本如前。原方加川黄连 3 分。7 剂。

八诊：症状基本如前。原方加陈胆星钱半。7 剂。

九诊：自诉睡眠大有进步，本周来无失眠现象。续原方。7 剂。

十诊：2 周来仅有 1 次失眠，再拟滋阴清肝，以善其后。

北沙参 3 钱，麦冬 3 钱，生扁豆 3 钱，青蒿 3 钱，白薇 3 钱，丹参 3 钱，陈皮 3 钱，春砂壳钱半。7 剂。

这个患者经过 10 次，2 个月左右的调治，从每晚只能睡 3 ～ 4 小时，增加到能睡 6 ～ 7 小时。

黄老的经验非常丰富，不可能在这样的一些病案中完全向同志们介绍清楚，再加上我自己也没有完全学好，特别是受自己表达能力及讲课水平的限制，讲的有错误的地方请同志们批评指正。

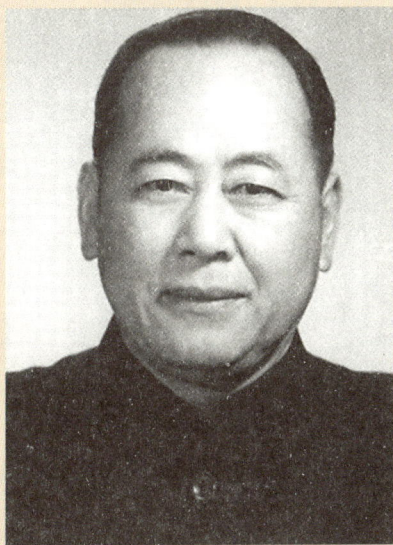

钱伯文简介

钱伯文（1917—2015），男，上海中医药大学教授。1990年被遴选为全国老中医药专家学术经验继承工作指导老师，1995年被评为上海市名中医，全国名老中医。

1938年，钱伯文毕业于上海新中国医学院。曾任上海中医研究所肿瘤研究室主任，《中华人民共和国药典》委员会委员、名誉委员，上海中医药大学终身教授、博士生导师，上海中医药大学专家委员会副主任委员，上海中医药研究院专家委员会副主任委员，上海康复食疗协会名誉会长，中华全国中医学会外科学会肿瘤专业委员会顾问。

对于肿瘤的治疗，钱伯文通过40余年的临床实践，主张从调整整体着手，充分发挥正气的抗癌作用，初步总结了肿瘤的辨证施治规律，用于临床行之有效。擅长诊治脑瘤、胃癌、肺癌、肝癌、肠癌、乳腺癌、卵巢癌等各种肿瘤。主要论著有《研究祖国医学，探索治癌规律》《肿瘤的辨证施治》《扶正祛邪相结合治疗癌症》《钱伯文医案》等。"辨证论治213例颅脑肿瘤的疗效观察"获 1987 年度上海市卫生局中医药科技进步奖一等奖;"人体胃腺癌裸鼠模型建立"获上海中医学院科技成果奖三等奖;《原发性肝癌》(参加该书中医部分编写)获上海市科技成果奖特等奖。

中医学对肿瘤病因的认识和辨证治疗

内容提要

　　本讲介绍钱伯文对肿瘤致病原因的认识：外因是邪气，邪毒；内因是五脏六腑的蓄毒、气血流行失常、七情刺激和正气虚弱。肿瘤的病因是多方面的，主要有气滞、血瘀、痰凝、热毒、湿聚、正虚六种情况。以气滞为主，立法为理气散结；以血瘀为主，立法为活血化瘀；以痰凝为主，立法为化痰散结；以热毒为主，立法为清热解毒；以湿聚为主，立法为清利湿浊；正气虚弱时宜扶正。治疗肿瘤时要辨证求因，审因论治，根据肿瘤病因病机有选择地用药。

一、对肿瘤病因的认识

　　中医学认为肿瘤是全身性疾病，不是局部性疾病，是全身性疾病的局部表现。因为肿瘤是一类病而不是一个病，所以致病因素是比较复杂的，在致病原因中应重视内因。在长期的实践中，古代医学家对于肿瘤有朴素的认识，归纳起来，不外乎外因和内因两个方面：外因是邪气、邪毒；内因是五脏六腑的蓄毒、气血流行失常、七情刺激和正气的虚弱。外邪主要是由于人体先有内虚，因为"邪之所凑，其气必虚"，即外因通过内因而起作用。当然，年龄、生活习惯、水土、长期慢性刺激等对癌症也有诱发的作用。由于致病因素的作用，机体阴阳失调，脏腑经络气血功能障碍，引起气滞、血瘀、痰凝、热毒、湿聚等互相交结以致肿瘤发生，其中以气血的瘀结为主要方面。如食管癌和胃癌，可能因饮食的偏嗜，过食辛辣燥热的食物，使黏膜受损，津液渐亏，日久而气血瘀结，成为致病的主要因素；妇科肿瘤常与瘀血凝滞关系较为密切；乳癌的发病多偏于肝郁、气滞；颈部、咽喉部的肿块多和痰湿凝聚有关；肝、胰等肿瘤则多与热毒内蕴、郁火炽盛等有关。

肿瘤的发生还表现在所在部位的脏腑和有关经络的相互关系。如舌癌发病多表现为心、脾二经之郁热（舌为心之苗，脾脉系舌本）；阴茎癌的发生又和肝肾阴亏、虚火郁结有关（前阴为肾所主，肝脉所过）；乳癌的发病则与肝脾两经有关（因乳头属肝，乳房属胃，胃与脾相表里）。

总之，肿瘤的病因是多方面的，怎样来辨识这些病因呢？一是从病史来分析，二是从症状和体征表现来分析。下面将不同病因肿瘤的临床表现概括为气滞、血瘀、痰凝、热毒、湿聚、正虚六种情况，分别加以介绍。这六种情况与机体的正气虚弱、阴阳寒热失调有着极其密切的关系。

（一）内因

1. 气滞

正常情况下，气在全身运行，无处不到。寒热温凉失调，情志抑郁，以及痰饮、湿浊、瘀血、宿食等均可影响气的正常运行，造成气的功能失调，引起气滞、气郁、气逆或气陷等病理现象，形成疾病。气为血帅。气行则血行，气滞则血滞。气失通畅，不能行血，气滞日久，必有血瘀，气滞血瘀长期蕴积不散，往往就会导致局部组织的病理变化，而逐渐形成肿块。《黄帝内经》说"百病生于气"，"喜怒不适……寒温不时……邪气胜之，积聚以留"，就是说情志抑郁和冷热等致癌因素侵入，影响气血运行，留聚不散，就会积聚成瘤。《丹溪心法》认为："厥阴之气不行，故窍不得通而不得出。"厥阴之气指肝气，肝气与人的情志有非常密切的关系。如肝气郁滞，日久不散，就会影响肝气的疏泄和条达，导致乳癌。《医宗金鉴》说："乳癌由肝脾两伤，气郁凝结而成。"这些论述说明前人认为乳癌的发生与气的病理变化有关。乳癌如此，其他肿瘤的发生，也与气的病理变化有极其密切的关系。在临床实践中，我们常常会遇到肿瘤患者在发病之前有情志郁结等气滞、气郁的表现，在发病以后，亦有气滞、气郁等症状，治疗上，应用理气药治疗，往往能收到一定的效果。所以，气滞、气郁是引起肿瘤的因素之一。

2. 血瘀

血随气行。血的阻滞凝结，由折跌损伤，或过寒过热，或气行不畅引起，故血瘀多伴气滞。气血凝滞不散，久而久之，便成瘀积肿块。如《古今医统》描述食管癌时说"凡食下有碍，觉屈曲而下，微作痛，此必有死血"，清代王清任说"肚腹结块，必有形之血"，说明前人认为腹内有形的包块肿物多由血瘀所致。在临床中，我们也每多见到肿瘤的发生和发展确实与瘀血郁积有密切的关系。如肝气郁结，肝失疏泄而不条达，日积月累，致肝血瘀滞，肝脏肿大，或硬化而导致肿瘤或癌变。在临床上，我们根据瘀血凝滞的理论，采用活血化瘀法进行治疗，往往可以收到比较好的效果。所以，瘀血凝滞是引起肿瘤发生的重要原因之一。

3. 痰凝

痰是由于体内水湿不化，津液不布，郁滞不通，凝滞而成；或由于邪热烁津，凝结成痰。《丹溪心法》谓"痰之为物，随气升降，无处不到"，"凡人身上、中、下有块者，多是痰"，可见前人认为痰与肿瘤、痰核、瘰疬等的发生有内在的联系。如痰在肺，可致肺气上逆，咳嗽痰多；痰留在胃，则呕恶痰涎；痰流聚于经络、肌肤，则结成无名肿块。总之，痰可以影响脏腑的气机升降和气血的运行，导致气血凝滞，停聚在不同部位，或胸胁，或膈上，或积聚在肠间，病情演变到一定程度都可形成积聚肿块。根据上述原理，对一般的痰核、肿块，应用化痰软坚的方法进行治疗之后，往往可收到肿块逐渐缩小或柔软的效果。所以，痰虽然为一般的病理产物，但凝聚于体内，日积月累，影响机体各个部分的活动功能，也是引起肿瘤的原因之一。

4. 热毒

热毒是郁火及邪热郁结日久而成。热毒内蕴机体脏腑、经络，郁久不散，也能导致营卫不和，经络阻隔，气血瘀滞等情况。如热毒郁结较甚，或气血虚弱，不能透毒外出，以致毒滞难化，积聚不去，久而久之，渐成肿核或癥瘕积块。这种证候，往往同肝郁化火、气血凝滞、阻塞经络或痰火胶结有密切的关系。火毒炽盛，往往见于癌肿比较晚期的阶段，应用疏肝解郁、泻火解毒、清热利湿等法之后，可以收到比较明显的效果。所以，热毒、郁火也是肿瘤发生的原因之一。

5. 湿聚

湿是中医的专门名词，为六淫之一，也是一种致病因素。湿属阴邪，性质重浊而黏腻。湿邪侵入人的机体，停留滞着，便会阻碍阳气的活动，影响气的流通，导致气滞、气郁。如湿邪侵犯肌肉、经络，就会引起四肢麻木、关节疼痛等症；湿浊内阻肠胃，影响脾的运化，阻碍津液的输布，就会产生腹胀、腹泻、下肢浮肿等症；停留在胸膈，便成痰饮而引起咳嗽胸痛等症。湿浊之气郁积日久，便成湿毒。湿毒积于肠间，可致湿毒便血。湿毒郁于肌肤，易生疮痛，甚至成为湿毒流注，症见疮形平塌，根脚漫肿，色青紫黑等。《灵枢·水胀》中"癖而内著，恶气乃起，瘜肉乃生"，就是指湿毒、湿聚的秽恶之气蕴郁于机体，日积月累，影响气血的运行。气血阻滞，气机不畅，导致脾胃运化减弱，更助长湿的凝聚，二者互为因果，引起机体的病理变化。因此，湿聚、湿毒反复发作也是肿瘤的诱发因素之一。所以，在临床中，对湿聚之证常用健脾化湿等法进行治疗。

6. 正虚

虚与实是人体抗病力的强弱和病邪致病力之间互相斗争的两个方面。虚是指正气不足，身体的抗病力下降，生理功能减退。实是指病邪盛实。虚证的出现，或因体质虚弱，或因久病伤正，或因出血、失精、大汗，或因外邪侵袭，伤及正气（阳邪容易伤人阴液，阴邪容易伤人阳气）等，从而形成"精气夺则虚"的虚证。虚证主要表现为全身气、血、阴、阳的不足，反映了脏腑功能的衰退。虚证，在中医学里面又有气虚、血虚、阴虚、阳虚之分。

正气虚弱，抗病能力低下，不能抵御外邪的侵袭，就会导致疾病。《黄帝内经》所说的"正气存内，邪不可干""邪之所凑，其气必虚"，对肿瘤疾病来说也同样有着一定的意义。《难经·五十五难》说："积者五脏所生，聚者六腑所成也。"张景岳说："脾肾不足及虚弱失调之人，多有积聚之病。"《外证医编》说："正气虚则成岩。"《妇人大全良方》说："肝脾郁怒，气血亏损，名曰乳岩。"总之，古人认为肿瘤的形成与正气虚弱，脏腑功能失调，客邪留滞而致气滞血瘀，痰凝毒聚，互相搏结，蕴郁于内，有着极其密切的关系。

上述六种病因病机在临床上往往是两种或几种兼夹，或互相交叉出现，它们不是孤立存在的，而是相互联系、互为因果的。例如，气滞也可引起血瘀，血瘀亦能导致气滞；气血凝滞，气机不畅，脾失健运，津液不能输布，也可形成痰湿凝聚；痰湿凝聚也能造成气滞血瘀，或气滞夹痰等证候；气滞、气郁、血瘀、血聚、痰凝、湿阻，日久不化，又可化为热毒。总之，这几种致病因素是相互影响、互相联系的，但其中主要是机体的阴阳失调，正气虚弱，机体抗病能力减低。上述因素又会促使机体的正气更为虚弱，这是发病的主要因素，即内因。

（二）外因

各种邪气、邪毒等因素长期不断刺激机体，日积月累，是导致肿瘤发生的外因。《医宗必读》说："积之成者，正气不足，而后邪气踞之。"这说明正气虚弱是形成积聚癥瘕（肿块）的内在根据。因为人体是一个统一的整体，人之所以某一局部会发生病理变化，主要是由于机体本身某一经络或某一脏腑的功能失去了相对平衡，也就是中医学所谓六气失常，七情失和，饮食失调，气血凝滞，毒邪内侵及情志郁结、正气虚亏，而致机体抗邪能力减退。这与西医学认为的免疫功能的减低，特别是细胞和体液免疫能力下降，机体对局部细胞的突变失去了免疫监控，体内的T细胞不能随时将突变的癌细胞予以消灭，使癌肿发生、发展，在基本精神上是符合的。当然，在一定的条件下，外因也能起决定性的作用，但主要还需通过内因起作用。癌症是一个全身性的疾病，癌症肿块是全身性疾病的局部表现，我们不能单纯着眼于局部的病灶（肿块），而忽视从整体出发来调整脏腑、经络的功能。因此，在治疗肿瘤时，除应用理气、活血、化痰、软坚、清热利湿、清热解毒等疗法，一定要立足于从整体的、全面的观点出发，扶正祛邪，调动机体内在的积极因素，来达到消除肿瘤的目的。

二、肿瘤的辨证论治

下面我讲一讲肿瘤的辨证论治和用药方法。辨证论治包括辨证和论治两个方面。辨证是论治的前提，论治是辨证的目的。辨证论治首先是通过四诊来收集疾病的各种资料，再用八纲、脏腑、病因等理论经验进行分析，这就是辨证求因。根据所辨出的证拟订治疗的原则，施以相应的治法，这就是审因论治。接下来，我将谈一谈根据肿瘤病因病机用药的经验。

1. 气滞

如果病因是以气滞为主的，临床主要表现为胸闷，胸胁胀痛，胃部或腹部有胀痛，乳房作胀、有肿块，临床治疗立法为理气散结。哪些方理气散结的作用比较好呢？讲义里面已经介绍了，像丁香透膈汤、五膈宽中散、香砂宽中汤等。理气散结药哪些作用比较好呢？像八月札、枸橘李、枳壳、佛手、香橼、檀香、川楝子等。

理气散结药比较多，有几十种，那么大家可能会问在临床治疗体会较深的中药有哪些？或者说对症治疗时反映比较敏感的中药有哪些？我的体会是枸橘李这个药理气散结的作用要比佛手、香橼、川楝子强。我曾经碰到一个乳房肿块的患者，不一定是乳腺癌，但是这个肿块质地中等硬度，用其他疏肝解郁的药，如逍遥散加减来治疗疗效不很明显。我就让患者单独使用枸橘李煎汤服用，每天按 30g 来服用，一段时间以后肿块慢慢缩小，逐渐消失了。我认为枸橘李这个药的理气作用比青皮还要强一些。大家知道青皮的临床功效是破气。什么是破气呢？是指青皮的理气作用比木香、香附、枳壳、陈皮强，会耗伤人的正气。虽然说青皮是破气，但是和枸橘李相比，还是没有枸橘李的作用强。枸橘李吃的时间长一点，也会耗伤正气。这些内容可以供各位参考。针对气滞引起的肿瘤可用的第二个药是八月札，它的别名叫预知子，在改善症状方面有一定的作用。这是治疗气滞的两个比较重要的药。

2. 血瘀

如果病因以血瘀为主，主症为胸腹痞块、痛有定处。那么治疗以血瘀为主的常用的方剂有哪些呢？可以用膈下逐瘀汤、化瘀汤、血府逐瘀汤等加减变化。瘀血凝滞引起的肿块辨证为瘀血证，可以使用活血化瘀药。活血化瘀药有很多，有乳香，有没药，有三棱、莪术、土鳖虫、王不留行、泽兰、凌霄花、石见穿、蜣螂等，有几十种。可能大家会问，临床中哪几个药应用较多或者改善症状比较明显呢？我个人在用药方面有一些小的体会。活血化瘀药可用于局部肿块的疼痛。癌症局部肿块的疼痛，或者癌症到了后期，疼痛症状经常碰到。针对疼痛需要止痛，这种止痛的药从中医角度来说没什么好药，西药角度有比较好的药，比如杜冷丁。但是有些患者不能直接应用杜冷丁，那么只能应用中医的办法。如果采用中医的办法，哪些药治疗疼痛的效果比较好一点呢？一般来说乳香、没药是有一点作用的，还有如果骨折疼痛应用土鳖虫也有一点作用，骨癌引起的疼痛应用石见穿也稍微有点作用。这些药物是有点止痛作用的，但它们的止痛作用不能和西药相比，西药的止痛作用比较强，但是西药有个缺点，就是容易成瘾，如吗啡、杜冷丁是容易成瘾的，而中药的作用比较小，但是不会成瘾。

3. 痰凝

肿瘤还有因痰凝引起的。刚才提到痰凝的主要表现是颈部有瘿瘤肿块，这种由痰凝引起的肿瘤，舌苔多黄腻。治疗方法是化痰散结。参考的方剂是海藻玉壶汤、内消瘰疬丸、消瘰丸等。处方里面有几个药可供参考：瓦楞子、蛇六谷、黄药子、天南星、山慈菇、葶苈子、白芥子、皂角刺、茯苓等。这些药对于痰凝所致的肿块，有疼痛或出血是有帮助的。作用比较好一点的是蛇六谷，稍微明显一点的是白芥子，还有一个是黄药子。黄药子要提出来请大家注意，黄药子这个药的剂量不能用得太大。蛇六谷这个药的剂量可以用得大。蛇六谷剂量大一点不会有什么不良反应，但黄药子这个药的剂量用得大是有不良反应的。如果黄药子的剂量超过15g，时间用得稍微长一点会出现黄疸型肝炎。如果患者不了解情况，可能会说是因医生用药所致。实际上，黄药子确实会引起这种情况，用量用得多且时间用得长是会导致这种情况发生的，但是经治疗能够使黄疸消除。所以，黄药子的用量一般不要超过15g，也不要经常使用，就是使用一段时间停一停，过了几个星期再用，这样比较妥当一些。另外，还有一个白芥子在这方面也有一定作用的。这些内容供大家参考。

4. 热毒

以热毒为主的临床表现除了有肿块以外，还有发热、疼痛或者大便秘结的情况。参考的方剂有普济消毒饮、消痈汤等。病因以热毒为主，处方中就要常用清热解毒药。清热解毒药有哪几种作用比较好一点呢？以我个人的经验来说一个是白毛藤，一个是蜀羊泉，还有一个是蒲公英，但是要根据辨证。针对热毒痈肿配合辨证，还是有一些比较好的疗效的。

5. 湿聚

湿聚或者湿阻所引起的肿瘤，参考的方剂就是平胃散、藿香正气散、三仁汤等。处方里面的加减药物有砂仁、木香、香附、佛手、土茯苓、豆蔻之类。这里面有两个药物——土茯苓和豆蔻针对湿聚湿阻，即以湿浊为主引起的肿瘤，特别是对湿聚湿阻所引起的消化不良、胃口不好、舌苔厚腻的情况，作用比较好一点。个人的见解认为土茯苓原来治疗梅毒，现在应用这个药一方面能够清利湿浊，同时在开胃这个方面作用比较好，而且用量大一点也没有不良反应。还有一个豆蔻，对于湿聚湿阻所致肿瘤的作用也比较好。

6. 正虚

最后要谈的是正气虚弱的肿瘤。根据辨证，就是根据具体虚证的情况，以气虚为主的应该补气，血虚为主的应该补血，阴虚的应该养阴，阳虚的应该补阳。

在这个方面各位都是能够掌握辨证治疗规律的，因为时间的关系，所以我就不多谈了。

三、小结

最后我想谈一点体会，在治疗肿瘤中怎样掌握辨证用药的方法？

第一点体会就是扶正与祛邪要辨证应用。这一点往往不是那么容易注意到的。看到肿瘤，有些人主张应用攻伐的药，就是看到局部的肿块应该用攻的药；还有一种认为应该要用扶正固本的药。所以在治疗上，争论是比较多的。我个人对于扶正与祛邪也有不同的看法。从张从正来说，张从正是攻邪派的代表。张从正《儒门事亲》中的"病之一物，非人身素有之也，或自外而来，或由内而生，皆邪气也，邪气加诸身，速攻之可也，速去之可也"，就是说如果有这个疾病，或者有这个肿块，应该用一种祛邪的方法，快点攻邪，就是"速攻之可也，速去之可也"。何西池《医碥》中的"去邪即所以扶正，邪去则正扶"，也是说祛邪就是为了扶正，只有邪去了之后正气才能恢复。这也是主攻派的代表。还有不一样的观点，像张景岳说"世未有正气复而邪不达者，亦未有正气竭而命不倾者"，可见他主张用扶正以固本、扶正以祛邪的方法，正气足了之后邪自己会祛的。

总的来说，古人在扶正祛邪方面的认识是不一样的。现在也是这样，肿瘤的治疗，有些人主张扶正固本，有些人主张攻伐。这恐怕要进行辨证了。如果患者身体情况比较好，就应该侧重于攻伐；如果危险的，患者身体情况已经衰弱了，治疗就应该侧重于培补正气。

这样的治法，很多医家在处方用药时都有所体现，好多方子里面都有扶正和祛邪的辨证用药，在应用扶正药的同时加上祛邪的药。譬如《伤寒论》第168条的白虎加人参汤，处方中一方面用石膏来祛邪，另一方面用人参来扶正；还有玉屏风散，方中一方面用防风祛邪，另一方面用黄芪、白术扶正。这些都是扶正与祛邪的辨证应用，两者结合应用才能在治疗方面起到作用。在治疗肿瘤时，许多人的处方中往往不是用一派的祛邪解毒或者活血化瘀药，里面没用到扶正的药，就是用一派的扶正的药，而没有祛邪的消除肿块的药。这是一个缺陷。治疗肿瘤时，一定是既要扶正又要祛邪，但是这个里面配比不是说50%和50%，而是要根据患者具体的病情，在一个情况下以扶正为主、祛邪为辅，在另一个情况下要以祛邪为主、扶正为辅，这就是要辨证应用。

第二点就是要注意组方配伍，药物的剂量、用法等。和我们平时治疗的疾病一样，在肿瘤的治疗当中，同样要注意组方配伍。药物配伍得好，治疗效果就比较明显。如果药物配伍不好，往往会起到拮抗作用。在这个方面我碰到过几个例子。譬如我们应用木鳖子的时候，因为它的毒性，且不良反应比较大，所以大家望而忌之，不敢用，实际上这个药对消化道的肿瘤还是有一些作用的，需要掌握它的剂量，另外就是要掌握配伍。木鳖子如果用3g以上要根据体质，有些人可以用到5g。如果剂量用得多一点，人往往会抽搐，而且这个抽搐比较厉害。所以，既要能起到治疗的效果，又不会引起不良反应，掌握一个适当的剂量是很重要的。如果碰到毒性反应，一般用麻油炒了就可以减轻不良反应，另外配甘草也可以减轻不良反应。如果已经出现了毒性反应，如何解决呢？可以吃生的或半生的鸡蛋汤，将鸡蛋打碎之后，用热开水冲进去，隔几分钟稍微变温了再吃下去，这样可以解除它所导致的抽搐。就是说，我们在用药配伍和用药剂量方面要注意，这对于能否取得疗效帮助蛮大的。比如说，碰到一种像癫痫一样发作的病证，患者单独服用全蝎或单独服用蜈蚣，抽搐照样要发，那么将全蝎和蜈蚣配伍，古人很早就有这张方子叫止痉散，两个药结合起来吃了之后对癫痫的发作效果是比较好的。我们用过多次，单独用全蝎不行，单独用蜈蚣粉也不行，而是要两者结合。所以，古人组方配伍是有非常好的经验积累的。

今天因为时间的关系，我们就简单地谈到这里，不耽误各位更多宝贵的时间了，请大家批评指正，谢谢。

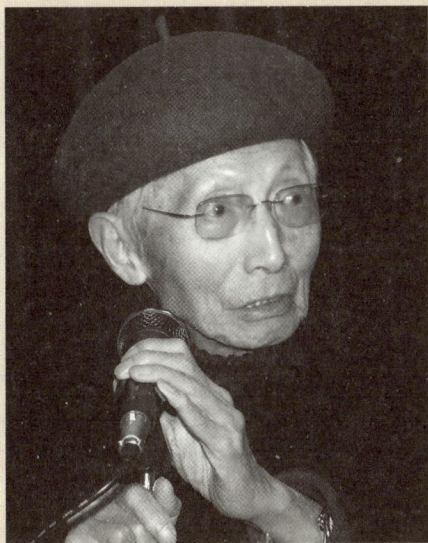

裘沛然简介

裘沛然，（1913—2010），男，上海中医药大学教授，2009年被评为首届国医大师。

1934年，裘沛然毕业于上海中医学院，师从丁甘仁长孙丁济万。1958年，留校任教，历任针灸、经络、内经、中医基础理论、各家学说教研室主任。1980年，担任国家科学技术委员会中医组成员。1981年，任卫生部医学科学委员会委员。1984年，任上海中医学院专家委员会主任，上海文史馆馆员，《辞海》编委会副主编兼中医学科主编，华东师范大学兼职教授、同济大学兼职教授，全国老中医药专家学术经验继承工作指导老师。1979年被评为上海市劳动模范，同年担任上海市政协委员；1983年任上海市政协常务委员；1988年，兼任上海市政协医卫体委员会副主任。1991年，享受国务院政府特殊津贴。

裘沛然在中医学术上有深厚的造诣，认为"天人相应整体观"是中医学理论体系的主体，倡导"伤寒温病一体论""经络是机体联系的学说"，主张"养生的关键是养神"；临床擅长治疗疑难杂症，提出"治疗疑难病八法"；对中医学的发展提出"中医特色，时代气息"；在文史哲方面有深厚的学养，提出"医学是小道，文化是大道，大道通小道易通"；晚年力作《人学散墨》，影响深远。

疑难病证的若干治法

内容提要

　　本讲介绍裘沛然教授用于治疗疑难病证的八种治法。所谓疑难病，系指邪正矛盾复杂，迁延难愈的一些病证。用于疑难病证的八种治法包括养正徐图法、反激逆从法、大方复治法、内外贯通法、培补脾肾法、斩关夺隘法、随机用巧法、医患相得法。

　　疑难病证，是通俗习称的一个笼统名词，泛指各个系统中迁延不愈的多种疾病。虽然所有疾病的形成，都由邪正矛盾导致，但对于疑难病证来说，邪正的关系比一般疾患更具有复杂性，并有其特殊性。中医学认为六淫之邪，疫疠之气，七情过极，劳倦伤中以及痰、瘀、滞、积等，都是导致疾病发生的因素。人体在致病因素——邪的影响下，机体正常功能遭到破坏而产生疾病。中医学的辨证论治，即以邪正学说为依据。辨证实际上就是辨别病邪侵袭与正气损害的情况，并分析由此而发生的病机进退和病情变化。疑难病证的机制比较复杂，其所以缠绵难愈的原因主要有以下几个：①有的疾病，人体正气非常虚弱，失却制止病邪的能力，导致病情迁延。②有的疾患，病邪相当凌厉，人体正气不能抗拒。③病情出现复杂情况，或表里同病，或寒热错杂，或大虚大实，或虚实夹杂。④病邪深痼，如风邪、火毒、沉寒、顽痰、黏湿、瘀血、滞积，相互胶结，深入隧络，不易祛除。⑤意志委顿，神气消索，对医疗失去信心。此外，还必须注意宿疾兼新病，内伤兼外感，以及平素嗜好及药误或失治等。总之，疑难病证的形成，往往不是单纯一种原因，而每见几个因素凑杂在一起。所以，辨证必须细致，分析要求全面，只有这样，才能确定比较正确的治疗方法。

　　今天和大家一起讨论疑难病证的若干治法。我虽然诊病多年，但也是研究得很浅，今天我主要讲八大治法，仅供各位参考。

一、养正徐图法

第一个方法是养正徐图法。这个方法很平淡，用药很温柔，但是治疗效果很好。所以我后面加了一句话"寓神奇于平淡之中"，就是说这种治疗效果很好，但是用药很平淡。举个例子来讲，现在对人类健康威胁最大的疾病就是肿瘤，或称癌症。癌症可以应用现在的一些抗癌药治疗，也可以进行放疗，也可以休息，这些办法都有一定的效果，也能解决某些问题。但是，很多肿瘤，如果使用了抗癌药，往往癌细胞没有杀光，而人身体里面的精气，比方说，白细胞被破坏掉了，到最后不能发挥它的作用。放疗和化疗都同样存在这样的情况。

现在要想彻底把癌细胞全部清除掉是有困难的，因为癌细胞会转移，所以癌症往往很不容易根治。因此，中医治疗肿瘤的方法，基本上都是应用了养正徐图法。我碰到的许多中医治疗肿瘤的专家以及我本人都认为，治疗肿瘤用养正徐图法是很好的。本法用药很平淡，譬如应用党参、黄芪、白术、当归、茯苓、淫羊藿、生地黄、熟地黄等，这些药就是所谓的补益气血之品，可在方药里面加一些药作为辅助，如白花蛇舌草、生薏苡仁、牡蛎、夏枯草等，或者再加一些清热解毒药如半枝莲等。治疗肿瘤时，还可以加一些药，如脾虚可以加山药、茯苓，肾虚可以加巴戟天、肉苁蓉、淫羊藿等。

这个方法在临床上应用的情况如何呢？第一，没有不良反应，没有像抗癌药那样的不良反应。第二，能改善症状。第三，能延长生存期，这是众所周知的。最后一点，针对某些肿瘤可以逆转病情，这个情况也是有的。所以，相较使用激烈的抗癌药进行治疗，我们用养正的方法，慢慢地将正气恢复，可以使肿瘤趋于稳定，症状好转，近乎痊愈。

我们学院有几位老师是专门治疗肿瘤的。我本人虽然不是肿瘤专科，但是也有一些患者是来找我诊治肿瘤的。我向各位介绍一个病案。2年前，我看过一个江西来的女患者，这个患者在华山医院检查出来是肺癌，另外她本身有高血压。她专门来上海不可能只到一家医院检查的，所以她还到华东医院去检查。华东医院一套仪器设备检查下来确定是肺癌。两家大医院的诊断一致，这位女患者知道以后非常害怕。当时上海有一位同志说："你既然害怕西医治疗，是不是吃些中药呢？"于是就把她介绍到我这里来治疗了。我用的药就是刚才上面讲的药，根据她的体质略有加减。当时，她这个病情吃我这个药，也是在无可奈何当中想着试一试。对于我这个药能治好她的病，她也是怀疑的。她回去吃了我这个药方三个半月，人变得很爽快，精神很爽朗，其他症状没有加重，别的情况她也不知道。她说肺里面的肿瘤可能没有发展，当然她的最大希望也是没有发展。于是，她再到上海来了。她到上海来不是先让我看病，而是先到华山医院，到华山医院先做 X 线检查，为她诊治的是华山医院的高级医生。华山医院的 X 线检查结果出来以后，医生很奇怪，说她这个肿瘤现在找不到了。这是什么道理呢？这个医生怀疑她过去是不是误诊了。但是过去的诊断是华山医院和华东医院两家诊断出来的结果，因此这个不是误诊。但是她这个肿瘤到哪里去了？对于这个结果，患者也不相信。患者自己抱的希望是肿瘤能不再发展，保持稳定，这是她最大的要求了。后来，她又跑到华东医院。华东医院也是进行了 X 线检查，检查结果和华山医院是一样的，肿瘤没有被检查出来。她的肺癌现在找不到了，没有了。两家医院诊断好了以后，到了第 3 天，她到我家里面来了。敲我的门，当门一敲开的时候，这位女同志，一个近 60 岁的老太太啊，她跳起来的，她是狂欢。我说：你怎么样了？她就讲了我很多好话。对于这个患者，我自己也没有什么把握，我也只希望她这个病能够稳定，能够稳定几年，稳定 3 或 5 年，我就觉得已经不错了。对我来讲，这也是意外，意外的收获。我对于中医中药治疗肿瘤是有一定信心的，但是信心只不过是稳定病情、延长生活能力方面，至于怎么样将这个肿瘤消除，消除癌细胞，这个我也是没有把握的。

这个患者的用药实际上很简单，寓平淡于神奇之中，药很平淡，但是会慢慢起效。实际上，古代的名医也有很多应用这种方法的。比方说，古代名医有被称为医和、医缓的，这个名字可能是他自己取的，也可能是患者给他取的。那么，他所应用的方法估计是一种平淡的方法，但在这个平淡里面能有很好的疗效。

但是，还要注意徐图，也就是药物疗效的发挥要一点一点来，不是一下子就能产生的。刚才我讲的患者，生病后她处于矛盾的病理状态，她的正气抗病力量下来了，邪气就占上风了。一旦她身体的抵抗力能够一步一步恢复起来，恢复到正气能够驱逐邪气，控制疾病，那就能发挥作用了。

养正徐图是中医里面很好的一个治疗方法。虽然我今天举了一个肿瘤的例子，但是这种治疗方法并不仅仅是针对肿瘤的，很多的病证也可以应用。我认识位同志，他治慢性肺炎很好，所以请教他治疗的药方，人皆为师嘛，不管他年龄大小，不管他智力高低，他某一方面有强处，我就要向他请教。我问他："你治肺炎治得很好，很有疗效，你用哪些药？"他当然不会保留的，他说："裘老师，我没有用什么奇奇怪怪的药，我用的药一个是六君子汤，一个是逍遥散，略微加点香附，就是用这两个方子加减而已，我觉得不错。"这个就是寓平淡于神奇之中，他也是用这个方法。这就是养正徐图法应用于内科杂病方面的例子。

现在我再举一个例子，举一个外感病的例子。大家都知道叶天士是温病学派的代表医家，叶天士治疗温病有一个纲领，这个纲领大家都知道，他是以卫气营血来进行辨证的。治疗热证，他有几句话很重要。"在卫汗之可也"，即治疗卫分的情况用汗法；"到气才宜清气"，即到气分的情况方才可以清气；"入营犹可透热转气"，即到了营分以后，才可以透热到气分来；"入血直须凉血散血"，即到了血分的时候呢，就要用凉血散血的药了。这是叶天士治疗温病卫气营血辨证的一个纲领，一个治疗的原则，大家都是这么理解的吧。我看温病都是根据这个来进行治疗的。但是今天，我来谈谈我的看法，我有一点不同的看法。我觉得叶天士治疗温病最主要应用的是养正徐图法。这个养正徐图法，主要体现在两点。第一点是甘药，第二点是汗法。一般的温病治疗方法，大家都听得多了，看得多了，我不讲了。我对叶天士研究了几十年，所以这个方面我谈谈个人的看法：用甘药和汗法，这个是和养正徐图法联系起来的。治疗温病，叶天士一定要用汗法，他的这个汗法要关系到卫、气、营、血四个部分，其中卫、气、营都是应用汗法的。我这句话对于各位来讲，属于有点新的知识。有的同志可能觉得我的话有点奇谈怪论，等会儿我讲的时候请各位听一听。

叶天士对于卫、气、营的病证都是用汗法的。他看了很多的患者，病情日久的，久治不愈的，要发汗但是不能汗的情况下他就应用了甘药，他是用甘药来发汗的。这是叶天士的独到之处。为何是这样呢？汗法，清、宣、透、泄，叶天士这个发汗不是单纯用发汗药，而是用了一个很巧妙的方法来发汗。大家都知道，"汗为津液之所化"。他根据患者的身体，根据身体正气的强弱，用一种增加津液的办法，来使人体发汗。这方面叶天士有这样几句话，"若其邪始终在气分流连者，可冀其战汗透邪"，说的就是邪气始终在气中流连，到气分还要发汗，并不是到气分只需单单清热。实际上，他是气分、卫分、营分都发汗。所以，叶天士自己讲："始终在气分流连者，可冀其战汗透邪。"但是关键是什么东西呢？"法当益胃"，主要办法是要益胃，益胃就是增加胃中津液，胃中津液增加，散布到体表就能够出汗了。

叶天士这个办法实际上包括辛凉解表法。辛凉，大家都很容易理解。温病是重在辛凉解表，我们大家都是基本知道的。所以，叶天士讲"在表初用辛凉轻剂""在卫汗之可也"。这些都是叶天士的治法，这个大家都知道。之后是气分，之前我讲了"到气才宜清气"，到气分的时候要用清气的药，不需要发汗。实际上，我们不要看它的表面，我们读书、研究问题要灵活。基于实际，叶天士的清气实际上还是发汗。我们看如下几点：①"到气才宜清气"，但是最终目标，还是清热透表。这个问题叶天士讲了很多。②"其邪始终在气分流连者，可冀其战汗而解"，说明到气分才可清气，气分不能解决问题，它最后是"可冀其战汗而解"。③"因其仍在气分，犹有战汗之门户。"这是他在另一段里面讲的，他认为到气分的情况时还要用汗法。④"再黄苔不甚厚而滑者，热未伤津，犹可清热透表。"大家知道黄苔是疾病到气分了，但是叶天士他说"犹可清热透表"，他还要透表。所以，叶天士在气分上面的问题讲了很多。⑤"齿若光燥如石者，胃热甚也，证见无汗恶寒，卫偏胜也，辛凉泄卫透汗为要。"胃热大家知道是到气分了，而且牙齿已经到了光燥如石，这时胃热很重了，有邪在气分了，尽管他是胃热甚，他还要发汗，还要泄卫透汗。⑥"虽有脘中痞痛，宜从开泄，宣通气滞以达归于肺。"矛盾已经到里面了，已经到中焦了，可以用的方法是开泄。开泄的目的是宣通气滞，宣通气滞的目标是"以达归于肺"。"达归于肺"是什么道理呢？是气从内而加。⑦"若舌上苔如碱者"，见到这个舌苔是非常危险了。这个舌苔说明胃里面不仅有热，而且胃中有郁结了。"胃中宿滞，夹浊秽郁伏，当急急开泄。""急急开泄"是什么目的呢？不是要我们应用大承气汤泻下，而是要从里透表，"否则闭结中焦，不能从募原达出矣"，就是不能从内而解。舌上苔如碱，胃中宿滞，夹浊秽郁伏，在这种情况之下，要从募原达出。请各位注意"募原达出"四个字，就是汗，还是要转汗而解。⑧"若苔白而底绛者，湿遏热伏也，当先泄湿透热，防其即干也，此可勿忧，再从里而透于外"，还要从里面透到外面。所以我认为，治疗温病叶天士表面上讲了"在卫汗之可也""到气才宜清气""入营犹可透热转气"，但实际上这三个阶段的治法都是发汗。

刚才是邪在气分，接下来我们讲邪在营分。①"入营血，犹可透热转气分而解。"刚才各位都知道的，气分而解只有一个目的，就是邪气到了营分还是希望透热仍转气分而解。最后给邪气一个出路还是发汗。②"再论其热传营，舌色必绛……初传，绛色中兼黄白色，此气分之邪未尽也，泄卫透营，两和可也。"营分邪气透出来，透到气分来，透到卫分，要发汗。而且，这些是在卫分发汗。③舌苔到了鲜绛阶段，包络受邪，叶天士讲得很清楚，"宜犀角、鲜生地、连翘、郁金、石菖蒲等清泄之"。他清泄的目的就是达表，到了这个阶段还是希望达表而解。④最后一条关于营分的条目："从湿热陷入者，用犀角、花露之品，参入凉血清热方中……急速透斑为要。"已经到了血分阶段，叶天士认为还要"用犀角、花露之品，参入凉血方中"，达到什么目的呢？"急速透斑为要"，还要使这个邪气透表。清代著名温病学家杨璇曾说："伤寒下不宜迟，温病下不宜早。"但是对于温病大家叶天士来说并非如此。叶天士的指导思想就是始终泻热，在卫分当然是汗解，在气分用清泄的方法来汗解，在营分是透营转气、清透凉血的办法，最后达到汗解。所以，叶天士所用的透汗方法各种各样，当然我今天不是讲温病课，这个我就不介绍了。但是我讲一点，在各种各样的方法里有一点特殊的，就是应用甘药来治疗，来发汗。这个是和我所讲到的养正徐图法是有关系的。

下面还有一些条文可以参考。①"若其邪始终在气分流连者，可冀其战汗透邪，法宜益胃。令邪与汗并，热达腠开，邪从汗出。"疾病到了气分以后，要用发汗的方法，也就是用益胃的方法来生津液的，即甘寒生津的方法。②"如口渴烦热而燥者，平时胃燥也，不可攻之，宜甘寒益胃。"这里"甘寒"已经明确了，这个情况，他还是透汗。③大家知道，我们一般见到白厚苔是不用甘草的，是忌用甘草的。因为舌苔厚腻，而甘草是甘补之品，对于厚腻的舌苔，白厚舌苔是不用的。但是叶天士说，"舌苔白厚而干燥者，此胃燥气伤也，滋润药中加甘草，令甘守津还之意"，使之产生津液，产生津液的目的就是要汗。④"若虽薄而干者，邪虽去而津受伤也，苦重之药当禁，宜甘寒轻剂养之。"叶天士应用很多甘药，我们要很好地了解叶天士的学术思想，希望我们共同再研究一番。⑤叶天士治疗白厚苔也是用甘药，现在说"祛湿"。"甘淡祛湿"有这个甘药在里面。⑥"舌绛而光亮者，胃阴亡也，急用甘凉濡润之品。"叶天士这时也用甘药。⑦"湿热伤肺，邪虽出而气液枯也，必得甘药补之。"⑧大家知道热性病会发斑，但是斑出了之后热度不退，这是什么道理呢？是由于"胃津亡也，主以甘寒，重则玉女煎，轻则梨皮、蔗浆之类"。玉女煎里面有石膏，甘药也用了。此时身热非温邪所致，乃因人之胃液素亏，为温邪所耗而未复所致之身热。他为什么用甘药呢？是为了补津，补津使得人身体津液充足，邪从外解，实际上就是叶天士运用了养正徐图法治疗温病。叶天士的确是一个名家、大家，对于这个方面，他懂得非常多。人的身体里面没有正气，这个邪是不能去的。所以，叶天士很注意正气。

关于养正徐图法，我举了一个癌症的例子和一个外感病的例子，我还谈了一些温病的知识。这是第一个方法。

二、反激逆从法

第二个方法是反激逆从法。如果治疗的效果不济，我介绍给各位一个反激逆从法。反激逆从法是什么道理呢？我大致上介绍一下。例如热性病，我们应该用寒凉药，但是在大批的寒凉药里面加一点点温热药，就是反激逆从法。针对寒性病，寒性病应该用温热药，但是用温热药疗效不好，所以在这个情况下加一点点凉药，效果可能很好，但是凉药不能太多，加一点点。另外，如果人的身体有亏虚，我们要用一点补药，但是补药的效果不行，那么在补药里面可以加一点攻药。

三、大方复治法

本法是广集寒热温凉、气血攻补之药于一方的治法。古代方书，多有此法。如鳖甲煎丸、安宫牛黄丸、苏合香丸、清瘟败毒散等，药味很多，都属于大方复治法范畴。后世在这方面似乎注意较少，致良法湮没，影响中医疗效。我过去处方，只知丝丝入扣之理，而昧多多益善之法。我曾治过几个痢疾危症，在各种治疗无效的情况下，处党参、熟地黄、当归、白术、黄连、车前子、泽泻、黄芩、干姜、附子、芒硝、大黄、黄芪、防风、羌活、乌梅、诃子等一张"大方复治"之方，只服2日，其病即愈，疗效之速，出我意外。对治疗慢性肾炎，我有时也常用本法，常以7种方法结合应用，即一为清热解毒，二为温补肾阳，三为培益脾气，四为滋阴补血，五为祛湿利尿，六为辛温解表，七为收涩下焦，补血又祛瘀，补气又散结，培脾又攻下，温阳又清热，收涩又通利，集众法于一方。我自己亦深知本法药味庞杂，治法凌乱，然而危疾大证，却往往可收到桴鼓之效。可见庞杂凌乱之法，亦值得我们进一步研究。

四、内外贯通法

中医学有内科、外科之分。两个学科的病证、机制、治法诚然有所区别，然而人体的脏腑经络是个整体，营卫气血周流内外，并无不可逾越的鸿沟。中医外科疾患，一般多见于体表，病灶可以观察接触而知。内科疾患则多在体内脏腑，其病灶每为视触所不及，而病因病机无不相通。所以，高明的外科医家无不熟谙内科之理，其治疗常以整体与局部相结合。基于同一原理，外科学上的许多名方，也尽可应用于内科疾患，而这方面常为我们所忽视。"外为内用"，用之得当，往往获显效。如阳和汤治疗阴证伤寒颇有卓效；犀黄醒消丸治疗肝肿大、肝硬化，对肿瘤亦有相当效果；复元活血汤治癥结；四妙勇安汤治疗斑疹；夏枯草膏治疗梅核气；五味消毒饮治疗病毒感染性发热；五虎追风散治疗类风湿关节炎；万灵丹治疗痹证；五神汤治疗尿路感染等。这些方剂均较单用内科方的效果更好，对此，我们应该引起重视。

五、培补脾肾法

本法与养正徐图法有一致性，但也有其特点。某些疾病之所以缠绵难愈，很大的原因是正不胜邪。养正是多方面的，而本法则着重于脾肾，以脾为后天之本，肾为先天之根。水谷之精微赖脾气以输化，脏腑之功能恃肾气以鼓舞。因此，古代名家遇到宿疾缠绵之际，常着重调补脾肾。明代名医薛立斋、赵养葵等以擅用本法见称于世，常用补中益气汤、归脾汤配合六味地黄丸或八味肾气丸数方治愈众多疑难病证。后世医家有认为这是简单化的治法而加以非议，但实际上，这种治法是他们的独到经验，乃是一种执简驭繁、治病求本、以守为攻的方法，值得我们研究学习。张景岳在这方面更有高深的造诣，他遇到胀满、呕吐、泄泻、痢疾、痰饮等久久不愈的疾患，常重用熟地黄配以他药而奏奇效。熟地黄对于上述症状均宜忌用，景岳不仅不忌，且重用以起危证。如金水六君煎、胃关煎、理阴煎、六味回阳饮、九炁丹等均是极好的方子，如果能应用得当，其效如响。

我曾治一患者，咳嗽痰喘甚剧，病程已半年，备尝中西药物无效。患者主诉胸脘痞闷，腹胀不思进食，咳嗽频作，咳痰难出，面容憔悴，舌苔厚腻。前医用理气祛痰、燥湿畅中之剂，于理可通，然而药愈进而病愈剧。我在没法时给患者开一处方：熟地黄 45g，当归 30g，半夏 12g，茯苓 12g，陈皮 9g，甘草 9g。本方仅服 3 剂，患者胸闷已觉渐宽。服 7 剂后，咳喘减轻，胃纳大香，痰化而痞胀竟消。后仍照原方续进 7 剂，患者竟能夜班工作。按照中医一般用药常规，中满者忌甘草，而况敢用熟地黄！这个患者痞胀纳呆，痰多湿盛苔厚，正是用熟地黄的禁忌证，然而实践为我们打开了这个禁区。

六、斩关夺隘法

疑难病证久延不愈，在邪气盛实、正气未衰的情况下，可应用本法。徐灵胎在《治病不必顾忌论》中曾指出医者踌躇不敢下药，每致贻误患者的情况。如有痰饮盘踞、水气泛滥、瘀血阻塞、积滞凝固等证者，峻厉祛邪的方药，可以果敢应用，如用十枣汤、舟车丸攻逐水气，抵当汤及王氏逐瘀三方攻破瘀血，三生饮散风痰，控涎丹逐饮止痛，三物备急丸攻下冷积等。这是一种"并力捣其中坚"的迅速除敌的方法，唯药量宜掌握适当，中病即止，邪祛之后，再予调理。

七、随机用巧法

疑难病证所以缠绵难愈，虽因病邪峻厉、顽固，同时也是药不中病的缘故。随机用巧法乃是医者运用巧思，投药紧拍病机以取捷效的一种治法。清代陆定圃曾有运用本法的一段记述：名家治病，往往于众人所用方中加一药味，即可获效。宋徽宗患脾疾，医用大理中丸屡服无效，杨吉老仍用此方，用冰煎药而愈；杜清碧患脑疽，自服防风通圣散久而不瘥，朱丹溪仍以原方加酒制药，不尽剂而病愈；缪希雍治一遗精，在前医屡服无效的补肾涩精方中加鳔胶一味，不终剂而瘥；徐灵胎治一呕吐宿疾，仅在前医二妙丸中加用茶子四两，煎汤服之而愈。陆氏的这些记述，正是古代名家针对致病原因随机用巧法的范例。

宋代名医史载之以一味紫菀治愈了众多太医束手的便秘。张锐以紫雪丹包裹理中丸治中寒大泄而上热喉痹不能进食的患者，药下而两病皆除。叶天士以一张行气的醉香玉屑方治愈了应用常法不瘥的便血。这些都是随机用巧法的具体应用。

有一位西学中医生曾与我说起，他遇到一位患者尿潴留，遍用中西药物而不见效，想起了中医有"利小便实大便"的理论，他由此得到启示而给患者服攻下药，结果患者竟得小便畅通。我曾遇一冠心病患者，前医用活血化瘀及养阴法均无效，我给患者服仲景治少腹瘀血的抵当汤，5剂后，患者胸闷胸痛即消失。

运用本法，必须对医学有深邃造诣，还要通过精密的思考，才能神明变化，活法随机，要达到这一境界，还有待我们的努力。

八、医患相得法

大家都知道孙思邈不仅医术高明，医德也是非常高尚。医生不仅要对患者有高度责任感，对评价还应该非常谦逊。这样可以使患者对于医生有一个信任。医院现在正在向建立和谐医患关系方面发展，这个方面现在很重要，国外已经有所发展了，我们也不断在注意这个问题。这个问题实际上关系到医院的医生，也关系到医院的能力，最后主要集中在医生疗效的问题上。医生对患者了解得很清楚，对患者的思想问题能够用种种方法来解决，患者对医生就会处于一个平常心，在这种情况下吃药效果就会大不相同。如果一个患者来看病，患者在医院待了半天，但是看病只用了一两分钟，那么患者对医生的评价是可想而知的，效果是不会太好的。我刚才讲的治疗效果好的患者，当然一方面可能是我的治疗方法得法了，但是另外一个因素是患者对我的信任。

所以，患者和医生一定要紧密配合，患者要主动去找医生，医生要关心患者、照顾患者、体贴患者、了解患者。这样患者就会依靠医生，总归是对医生很亲切。一旦建立起一个很好的医患关系，那么临床疗效就很好了。《黄帝内经》里面有一段话，"帝曰：形弊血尽而功不立者何？岐伯曰：神不使也。帝曰：何谓神不使？岐伯曰：针石，道也。精神不进，志意不治，故病不可愈。"说的就是医生治不好病的原因主要是"神不使"。"神不使"时，病是看不好的，"神不使"的原因之一就是医患关系不和谐，就是患者萎靡不振，看见医生觉得没有信心，从一开始就觉得这个病看不好，这样的话连神仙在世也是看不好的，明明看得好的病也会看不好。

所以最后一点我要讲的就是这个问题。我觉得自己这个方面做得很不够，所以我时时刻刻要加以重视，希望今后看病的时候要做好本分，同时要让患者高度信任。

今天我谈的内容，谈得很肤浅，也有些地方甚至有很多错误的东西，请各位医生多多指教。

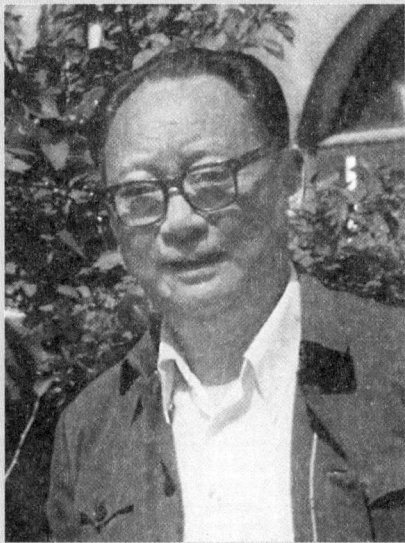

王玉润简介

　　王玉润（1919—1991），男，上海中医药大学教授，著名中医儿科专家。出生于中医世家，其祖父王仲康是清末上海名医，父亲王超然亦享誉沪上，至他已是第七代。

　　王玉润从小受到祖父和父亲的熏陶，立志行医。1935年考入新中国医学院，历次考试均列榜首，侍诊名师徐小圃。1956年起，先后任上海市第十一人民医院、曙光医院儿科主任，上海中医学院儿科教研室主任、中医系主任、院长、名誉院长，国务院学位委员会委员，全国血吸虫病防治研究会副主任委员等职。

　　王玉润临床工作数十年，积累了极其丰富的经验。他治学严谨，一丝不苟，除研讨中医古籍奥义外，尚博学西医学，在《中华医学杂志》《中医杂志》等各种刊物上发表学术论文数十篇，主编西医学习中医班《中医儿科学》教材、高等医药院校教材《中医儿科学》，合编《血吸虫病防治手册》《寄生虫病学》。王玉润研究血吸虫病数十年，提出了晚期血吸虫病所致肝硬化的病机在于"肝络阻塞，血瘀气滞，血不养肝"，指出"活血化瘀，行气通络"是该病的治疗大法，运用活血化瘀法拟定处方"桃红饮"，经过 104 例住院患者的临床观察均见显著疗效。经过大量的实验及临床研究，发现抗肝纤维化桃仁提取物，是治疗晚期血吸虫病肝硬化的有效药物，该研究成果获上海市科技进步奖二等奖。

晚期血吸虫病肝硬化中医中药治疗实践的回顾与展望

内容提要

本讲介绍晚期血吸虫病的辨证论治，王玉润认为"肝络阻塞，血瘀气滞，血不养肝"是晚期血吸虫病的病因病机，故提出"活血化瘀，行气通络"是治疗本病具有针对性的基本治则。王玉润开展晚期血吸虫病的临床研究和实验研究，从多个方药中筛选出抗肝纤维化的桃仁提取物，临床和实验研究进一步证实了桃仁提取物能有效治疗晚期血吸虫病肝硬化。

一、晚期血吸虫病的辨证论治

早在 20 世纪 50 年代初期，在参加血吸虫病防治工作的时候，我们根据晚期血吸虫病患者的主要临床表现，归纳为腹水型、肝脾肿大型、巨脾型、侏儒型 4 种，针对证型分别予以治疗。当时采用的治疗方法和药物，大都是一些单方和草药。如龙虎草、腹水草、半边莲、天平一枝香、九头狮子草、千金子（续随子）和乌桕根皮等攻泻逐水的草药以治臌胀腹水；用瓦楞子丸、鳖甲煎丸、肝脾消肿丸、化铁丸、化癥回春丸等攻积软坚单方以治肝脾肿大型和巨脾型中的癥瘕积块；用河车大造丸、十全大补丸等温肾壮阳以治侏儒型。通过治疗，有些患者的腹水消退，症状改善，肝脾肿大也有所回缩，有的患者并能接受进一步的病原治疗和脾脏切除手术。在当时尚无疗效满意的利尿药时，这种疗法，对一些体质壮实的晚期血吸虫病患者，确实起到了治疗作用。但经过一段时间的临床观察，我们发现有些患者的腹水复发，肿大的肝脾稍见回缩后又变得坚硬如故，可见这些逐水峻下和攻积化癥的方药，如果长期连续使用，显然是不合适的。

由于在临床实践中发现了这些草药和单方的不足之处，因此，第二阶段的治疗，是针对患者的体质与证候，分为虚实两个类型，采用寓攻于补、半攻半补、先攻后补或先补后攻等治法，改用含绛矾丸、加减胃苓丸、舟车丸、王氏厚朴散、商陆合剂、消水丹、半边莲合剂、复方防己黄芪丸和温补逐水丸等复方。这些复方对患者消化道刺激的不良反应较过去所用的含大戟科植物的单味逐水药有了改善，可用于体质较弱的患者。

第二阶段运用复方治疗比第一阶段运用草药和单方治疗，不良反应少，易为患者接受。经过一段时间的实践以后，我们发现有些患者在治疗期间，症状有所改善，但出院后，多数患者的疗效较难巩固。看来，单纯以虚实观点来考虑本病的攻补先后等治法，疗效还是不能令人满意的。

有鉴于此，第三阶段的治疗方法，是针对晚期血吸虫病患者临床出现的错综复杂、变化多端的主要证候，运用中医辨证论治的方法，分型治疗。我们根据临床病因病理归类，在实证中分为一般型、郁热型和血瘀型三种，在虚证中分为脾肾阳虚型、肝肾阴虚型和阴阳两虚的精竭型三种，分别采用利水化湿、清热泻肝、活血化瘀、健脾温肾、养阴柔肝、温阳育阴和气血两补等不同治则和方药予以治疗。通过总结比较，我们发现这种辨证分型的治法，在治疗期间对患者各种证候的改善、所起的作用比以前的一些治法要显著，特别是血瘀型患者，治以活血化瘀的方药，疗效较为突出，尿量增加，腹围缩小和体重减轻也较明显，在随访中发现，其疗效也比其他几个类型的患者更为巩固。但从随访总的结果来看，腹水的复发率仍然偏高。

1958年，在全国血吸虫病研究委员会的领导下，中西医师一起对晚期血吸虫病的发病机制、病理生理、病理变化和分型分类等问题进行反复讨论，并在收治患者的现场，进行了较为深入的调查研究和持续数年的临床实践，为临床治疗总结出一套中西医内外科结合、标本兼顾的治疗方案。我们认识到，晚期血吸虫病形成的全过程出现的各种不同的临床证候和不同证型，都属标证，而其病本在肝。症结是由于反复感染血吸虫尾蚴后，大量虫卵沉积于肝内门脉的边支和末支，边支管腔大部分被阻塞，从而影响门脉血流进入肝血窦，而纤维化大多见于门脉干支周围，形成血吸虫性干线型肝硬化。据此，遵照中医学关于治病求本和审证求因的指导思想，我们认为"肝络阻塞，血瘀气滞，血不养肝"是晚期血吸虫病的病因病机，故提出"活血化瘀，行气通络"是治疗本病具有针对性的基本治则。这是第四阶段我们有了新的认识后，在晚期血吸虫病治疗上的一个主要特点。

经过 60 年代初期的临床验证，结合患者的临床表现，辨证施治，根据近期疗效，说明"活血化瘀，行气通络"这个基本治则在对晚期血吸虫病肝硬化的治疗上是一个标本兼顾、药证相符的有益经验。但从随访结果来看，远期疗效尚不够满意。我认为"活血化瘀，行气通络"的基本治则是可取的。由于当时规定的疗程时间不足，影响了疗效的巩固，并且当时应用的活血化瘀、行气通络的方药，还缺乏针对性，故急待进一步发掘理想高效的活血化瘀方药，以期达到肝内络通瘀化之目的。

二、晚期血吸虫病肝硬化的再认识及治疗用药的筛选

晚期血吸虫病的主要问题是在肝里面。血吸虫病发展到晚期，也就是感染一二十年以后，因为血吸虫是有寿命的，即使不用杀虫药，血吸虫也都死掉了。过去知道血吸虫最多活到 10 年，现在知道血吸虫的寿命不止 10 年，最长的寿命可达 25～30 年，但一般的血吸虫活到 10 年就死掉了。患者感染血吸虫，肝脏破坏得很厉害，临床出现肝硬化，但是到后来感染的血吸虫都死掉了，没有血吸虫了。很多患者去世后尸体解剖发现患者身上一条血吸虫都没有。所以，这就给了中医一些借鉴，中医同仁都知道这个病是在血里的，而且是在肝里面的，不是血吸虫的问题，是由于大量血吸虫卵把肝的小血管阻塞了，血流进不去，导致肝细胞萎缩，最后就坏死了，纤维组织增生，成为肝纤维化、肝硬化。西医认为，典型的血吸虫病的肝硬化门静脉压、血浆蛋白、渗透压都有变化。这给我们中医一个很大的启发，要治好这个病，一定要把虫卵引起的这些病变治好。这符合我们中医肝主筋的理论。大者为经，小者为络，它阻塞的不是经，而是一个络，一个小络，是小的血管，肝里面边支的血管。血流可通过大的血管，但不能通过小的血管，肝窦通不过的话血液就阻塞在门静脉，所以它主要的矛盾是在这个地方。我们咨询了很多中医老前辈，他们一致认为治疗这个病，第一个是要打通肝络，第二个针对血瘀。因为

这血瘀不是在脑部，也不是在心脏，而是瘀在肝里面，所以我们的重点是要去发现通络的药、化肝瘀的药。这点我们的认识是一致的，所以，我们就到活血化瘀药里面去找。

前面我们讲到辨证论治有六个证型，实证中的血瘀型随访下来疗效是比较好的，随访下来，6个月、1年、2年、3年的随访疗效都比其他几组巩固，复发率比较低。这就启发我们，治疗血瘀型我们使用的通络、活血化瘀药是有疗效的，我们就把这些处方统一下来。1979年以后，我们开始在动物身上做了许多模型，发现通络、活血化瘀药能改变肝的血流动力学，做下来的结果看起来和我们推想的基本上是符合的。我们在1981年从国外引进了最先进的腹腔镜，广角的纤维腹腔镜，腹腔里面看得很清楚，可以拍大体的标本，可以做活检，在电子显微镜下可以看到超微结构的变化。我们这一批患者都是经过腹腔镜检查确诊是肝硬化的，而且我们还有对照组。我们从许多方子中筛选通络化瘀药，最后浓缩到一个方子中，再一味药一味药去筛选，一味药再把里面的成分进行分析。一味药里面有十几种有效成分，究竟哪一种成分有效呢？我们现在获得了一个单体，这个单体还在继续进行研究。这个单体在抗纤维化当中起到什么作用？它是减少纤维合成，还是促进纤维代谢、排泄方面的作用有待进一步研究。当然，这个工作还没有完全成功，还可能失败。可是我们有信心，假如得到全国中医同道的支持，我们一起搞的话，我相信在我们这一代，如果我们这一代不行的话，在我们的下一代，一定可以找到抗纤维化的药。这个抗纤维化的药不但可以治疗肝硬化，还可以治疗身体其他纤维组织增生的疾病。我相信这个工作一定可以成功，不过一定要依靠大家同心同德一起来做。

三、中医药抗肝纤维化的临床和实验研究

下面把近年来做的临床和科研工作向大家介绍一下，主要是介绍中医药抗肝纤维化的临床和实验研究。我们做了一些科研工作，主要是研究活血化瘀的药物。经过多年的筛选，我们发现桃仁——也是临床常用的活血化瘀药，里面的一个甙类化合物，对血吸虫病肝硬化，也就是肝纤维化的疗效是比较好的。

在这个情况下，我们进行了实验设计：一方面要观察肝功能的变化、免疫功能的变化、甲皱微循环的变化；另一方面，观察它对肝纤维化的影响。肝脏肝细胞以

外的汇管区里面有因血吸虫卵引起的纤维增生，开始是个虫卵的肉芽肿，激化以后形成一个胶原纤维的增生，这样就形成肝纤维化了。我们要观察这个药物是不是能使纤维消退，消退以后肝细胞才能够再生，肝质地才能恢复到原来的样子。所以，我们就针对肝纤维化设计了一些检测指标，我们检测了羟脯氨酸这样一个指标。人体羟脯氨酸的含量是比较少的，它只有在胶原代谢最后一个步骤才能合成。假如在控制饮食的情况下，小便里羟脯氨酸的排泄都是来自胶原纤维的分解。一般我们吃进去的东西里面没有羟脯氨酸，吃进去的主要是脯氨酸。脯氨酸到前胶原以后，经过羟化先形成可溶性的胶原，然后形成少溶性的胶原，最后到不溶性的胶原。这三种胶原分解以后都可以形成游离态状的羟脯氨酸，进入血浆里，然后再进入尿里。由此我们就设想了一个指标，检查人或动物小便里面羟脯氨酸这样一个指标来看胶原代谢是不是有变化。假如肝纤维化患者肝的纤维溶解，一定会反映在小便里面，羟脯氨酸的含量是增加的。世界著名的肝脏病学学者Popper.H教授说过一句话：“羟脯氨酸在血以及小便里的水平被认为是胶原降解的一个参数。”我们科学研究的理论根据就在于此：如果胶原代谢发生改变往往伴有羟脯氨酸排泄的变化。有学者通过同位素实验指出：动物小便排泄的羟脯氨酸有 1/3 到 1/2 来源于一个新合成，就是所谓的可溶性胶原，其余部分则来自比较老的胶原，一个比较稳定不溶性的胶原库。假如我们能找到一个药物，影响机体结缔组织代谢，也就是影响小便中羟脯氨酸的含量，这个药物就有可能成为治疗肝硬化有效疗法的基础。基于以上世界肝脏病权威的看法，我们就设计了这样的研究。

在动物实验方面，我们使用的动物是家兔。家兔和我们人类感染血吸虫的途径是一样的，都是通过皮肤感染。一只兔子可感染约 150 条血吸虫，1 个月以后，尾蚴发育成成虫进入门静脉开始产卵。根据我们平时做实验的经验，再过 3 个月，就是从感染开始计算一共 4 个月，我们打开腹腔就会看到兔子的肝脏出现的肝纤维化。一个普通的家兔经尾蚴感染后 4 个月，形成这样一个肝脏：肝细胞萎缩，肝纤维增生，肝脏质地很硬，还可以看到有腹水。我们还重点观察家兔模型的羟脯氨酸，就是把兔子 1 天的小便都收集下来，然后测定数量，如 500mL 或 300mL，然后取 2mL 小便来化验羟脯氨酸的量，然后再换算成一天一夜 24 小时小便的排泄量。模型造成以后，我们首先杀虫。根据我们的经验，假如不杀虫，一般的药物用上去是没有什么效果的。杀虫以后，把血吸虫的成虫杀死了，就没有新的虫卵产生了。然后，我们就用活血化瘀的药物治疗由此造成的肝纤维化，采用桃仁的提取物静脉注射。一般 1 只兔子重 3kg，我们都是给药 150mg，给药剂量也就是 50mg/kg，比一般人用的剂量要大。这个量看起来是个粗糙的指标，但实际上从我们这么多年的研究工作来看，这个量大体还是合适的。经过 3 个月的治疗，发病的肝脏看起来质地非常嫩了，边缘也变薄了，纤维组织的增生都已经消退了。这个肝脏基本恢复正常了。在这样的情况下，我们同时检测小便里的羟脯氨酸。我们发现治疗前每只兔子羟脯氨酸的排泄量是 4mg 左右，治疗以后可以达到 15.8mg，将近 16mg，差异是比较大的，经过显著性差异分析，P 值小于 0.01。我们看到羟脯氨酸的排泄在治疗前后有一个显著的差异，同时又看到肝脏结构有很显著的改变，所以我们认为桃仁提取物对肝纤维化是有效的，它的作用就在于增强了羟脯氨酸的排泄，增加了胶原的分解代谢。同时，病理学方面我们在光学显微镜下也进行了检查。治疗前家兔肝脏的光镜检查采用 HE 染色，HE 染色可以发现肝小叶的结构比较紊乱了，肝细胞的数量也很少，排列紊乱，汇管区可见颜色比较浅的增生的胶原纤维。治疗后，光镜检查可以看到肝脏基本上恢复了正常的结构，胶原纤维已经退缩到一个很小的范围。通过光镜检查的变化加上羟脯氨酸的变化，我们初步认为桃仁提取物对肝纤维化的治疗是有效的。

另外，我们也开展了一部分临床研究，研究发现肝功能、免疫、甲皱微循环都有改善。同时，我们在患者身上还做了羟脯氨酸排泄的检查，患者的羟脯氨酸检查比家兔的差异要稍微小一点。一般治疗前，患者 24 小时羟脯氨酸排泄量在 24mg 左右，治疗后羟脯氨酸排泄量在 30mg 左右。我们统计了几十个病例，经过显著性差异分析，P 值还是小于 0.01，就是说治疗以后羟脯氨酸的排泄还是显著增加的。除了肝功能指标的改变，肝脏大小也有改变。安慰剂组用色素治疗 3 个月，治疗组用桃仁提取物治疗 3 个月，每组都是 20 个病例。结果发现，治疗组有 11 个病例肝脏缩小超过 3cm，超过 3cm 我们认为它是缩小了，如果小于 3cm 我们不认为是缩小，因为每个人触诊都有一些误差。而安慰剂，不用什么药，有 3 例也是缩小了。我们经过统计学处理，卡方检验 P 还是小于 0.05，也就是说经过桃仁提取物治疗以后，肝脏缩小的例数显著多于对照组。所以，我们认为这个药物在临床也好，实验也好，都是一个有效的药物。

我们还做了一部分腹腔镜的病例，做了电镜的检查。电镜检查我们发现肝纤维化的病例在电镜下的超微结构的特征有三个。第一个是细胞的间隙扩大。正常的肝细胞间隙一般是 100a，经治疗，肝细胞间隙可以达到 4000 ～ 5000a，所以说肝细胞间隙是很显著扩大的。这是第一个特征。第二个特征是窦状隙扩大。第三个特征是肝细胞普遍的坏死。电镜下可以看到肝细胞粗面内质网变粗，结构比较紊乱的，线粒体的嵴不清楚，横膜有融解的现象。这就是肝纤维化超微结构的三个特征。治疗以前，我们在一个标本里面发现了贮脂细胞（Ito）细胞，是在窦状皮质间隙里面，这在肝纤维化里面是一个比较有意义的东西。现在一般认为肝纤维化的纤维都是由这种 Ito 细胞——原来在正常情况下都是储藏脂肪的贮脂细胞衍化成为成纤维细胞以后分泌胶原纤维形成肝纤维化。在治疗后我们又进行了腹腔镜检查发现，肝细胞的结构基本上恢复正常，横膜非常完整，线粒体的嵴也清楚了，大小也正常了。根据这些结果，我们又进行了进一步的检查，就是选择新的指标来继续探讨为什么胶原会分解，检查肝脏里的胶原酶活性是否有提高，即观察桃仁提取物是不是能够作用于肝脏里的胶原酶，使它的活性提高，分解了肝脏胶原纤维，然后纤维退化，肝细胞再生，使得肝纤维化能够恢复。我们选择的一些新的指标是肝组织胶原的检查，如肝组织单胺氧化酶的活性、肝组织胶原酶的活性、肝组织的纤维结合素、血清的纤维结合素等。这些都是我们前期所做的工作，也顺便向大家介绍一下。

另外，我们在工作中发现了一个问题，就是我们采用腹腔镜检查患者肝脏的时候，肠系膜血管静脉曲张很严重，像蚯蚓一样。这表明是全身性的瘀血。中医诊病靠的是望、闻、问、切。望诊看到的瘀的指征是舌下静脉曲张。这里要说一下，有几个患者认为是肝硬化，查下来不是肝硬化，肝脏还是好的。有一个病例是肝囊肿，有一个是肝脏里面有肿瘤，这些患者的舌下静脉没有曲张；而肝硬化的患者都是舌下静脉曲张比较严重。那么在一定程度上可以说明典型的肝纤维化患者的舌下静脉也是有变化的。

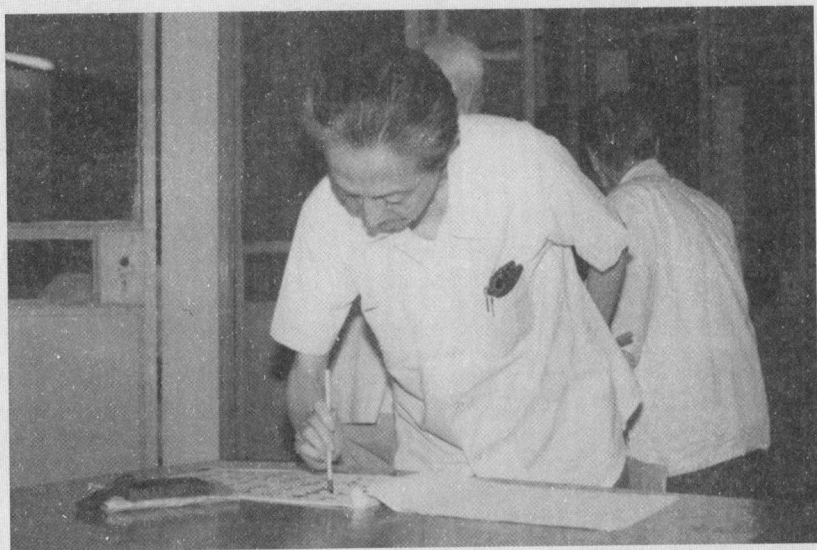

王正公简介

王正公（1912—1991），男，著名中医内科专家。全国首批继承老中医药专家学术经验指导老师。

王正公秉承家学，出生于江苏昆山三代中医世家，自幼从父王慰伯学医，1937年来沪开业以"王氏内科"名扬上海。1946年当选上海神州医学会常务理事；1953年任上海市中医学会常务理事兼内科学会副主任委员；1956年后历任上海市第二人民医院中医科主任、上海市中医药学术鉴定委员会委员、上海中医学院专家委员会委员，上海市南市区（已撤销区划）政协副主席、农工民主党南市区主任委员等职；1960年，代表上海农工民主党赴京参加中央召开的"神仙会"，受到毛泽东、邓小平等中央领导人的接见；1989年，被聘为上海市中医文献馆馆员。

王正公善治外感热病，医术精湛。在外感热病治疗方面，他提出"辛透疏风、清轻泻热"以治风温，"达邪导滞、存阴保液"以治湿温的理念，临证每获良效。对青少年哮喘，王正公善用汗、吐、下三法。他首重汗法，强调风为百病之长，并创"寒乃六淫之首"之说，提出"肺喜温而恶寒"之论，认为即使是"秋凉外感，亦宜辛温宣透入手，切勿早用清燥润肺之品，以致留邪贻患"。他活用吐法，认为咳嗽排痰是机体固有的防御功能，应该顺其生机，因势利导，使用排痰透达之法。他还善用下法，认为肺为水之上源，能通调水道，又与大肠相表里，所以大便秘结会影响肺气清肃，导致哮喘加剧。针对老年人哮喘伴肺气肿、肺心病以及体质虚弱者，王正公认为"应用攻法亦宜谨慎"，疾病反复发作致肺气虚损，久病必累及脾肾，故当培本以复生机为先。

王正公注重总结经验与创新，其主要著作有《哮喘与慢支的防治和康复》《正斋医稿》等，并发表《宣肺透邪法治疗青少年哮喘的体会》《哮喘的临床研究》《老年慢性支气管炎证治》《慢支并发肺心病的防治》等学术论文70余篇。

慢性阻塞性肺疾病的中医病机及辨治体会

内容提要

本讲介绍了慢性阻塞性肺疾病的发生、发展、转化机理以及逆转策略、常用方药，指出：老年慢性支气管炎和小儿支气管哮喘的中医病机为正气虚而感邪发病；由肺及心肾是病变的发展规律；逆转的重点在于治病求本，顺其生机，因势利导，上工治未病。治疗上，采用"早期宜宣肺祛痰，不滥用止咳，使痰有出路；后期宜益气养血、健脾化痰，但仍需参以宣透"以及"实喘从痰治，虚喘治本中不忘治痰"等策略。本讲体现了王正公治疗呼吸系统疾病丰富的经验和独到的见解。

近年来，慢性阻塞性呼吸系统疾病老年慢性支气管炎（简称老慢支）和小儿支气管哮喘（简称小儿支哮）的发病人数日益增多。根据临床观察，这两种疾病的发生、发展往往具有一定的规律性，都是急性发作和慢性缓解交替出现，而后逐渐发展到肺气肿、肺源性心脏病，乃至心力衰竭，病情反复，不断加深，严重危及老年人和儿童的身体健康。今天我就跟各位同道探讨一下慢性阻塞性肺疾病的形成、发展、转化以及中医药辨证治疗中的一些体会。

一、慢性阻塞性肺疾病的形成机制

老慢支和小儿支哮的形成原因，从中医学角度看，属于正气虚而感邪发病。若治疗不及时或治疗措施不当，或受生活环境等因素影响，可使疾病迁延不愈，反复发作，久之就会形成老慢支或支气管哮喘。

以老慢支来说，老年人肺肾精气虚衰，卫外阳气不固，易感六淫之邪。感邪之后，肺气失于宣达，病邪郁闭于肺，清肃之令不行，如再加上脾胃中气不健，或起居失调、烟酒刺激等因素，则更容易导致本病的发生。

小儿支哮，往往缘于先天禀赋不足，后天脾胃失调，病史常可追溯至襁褓时期或一两岁时，开始多数是伤风、咳嗽，如果忽视宣散，过早使用止咳之剂，使外感之邪未及时透达，邪郁肺系，肺失清肃，则转为慢性。体质较好的儿童，也会因反复感冒，或不断继发肺系感染，导致肺气受伤，抗病力衰退，所谓"喘有夙根"，一旦气候骤寒骤热或有其他因素刺激，就容易诱发哮喘。

二、慢性阻塞性肺疾病的病理演变规律

老慢支和小儿支哮的临床主症都是咳嗽、咳痰、哮喘。老慢支往往有咳嗽、痰多；小儿支哮以哮鸣气急为主，痰并不一定多。两者的发展规律有共同之处，往往先由急性呼吸道感染而见伤风咳嗽、鼻塞多嚏，如果治疗不彻底或者起居失调，迁延不愈，就会形成慢性咳嗽，久咳伤肺则逐渐形成肺气肿。中医有"久咳肺胀"的说法，实际上，其转归不仅仅限于肺气肿，随着年龄增长以及病程进展，还可以发展到肺源性心脏病。这个时候，我认为它属于虚喘，主要病机涉及心肾。一方面，心阳衰，水饮不化，血行凝涩；另一方面，肾气虚，肾不纳气，气不归元。由肺而及心肾是本病发展的自然规律。小儿支哮发展虽然较为缓慢，但长期不愈也会累及心肾。所以，无论老慢支还是小儿支哮，都必须在早期调治，促使其向好的方向发展。如果已经到了肺心病，只能改善症状，要逆转就比较困难了。

三、慢性阻塞性肺疾病逆转的法则

怎样控制并逆转"慢支"和"支哮"向肺心病发展？我提出几点意见：

1. 治病必求于本

治病必求于本是中医辨证论治的基本法则。治疗慢支和支哮，中医也谈止咳、化痰、平喘，但中医讲的止咳化痰和我们现在理解的意思不一样。它并非指直接止咳或简单地化痰平喘，而是根据疾病形成的原因，追本溯源，辨证施治。因此，中医治疗咳嗽，很少单独或直接运用止咳药。我们在临床实践中认识到抑制咳嗽的效

果只是暂时的，单纯止咳反而会掩盖病情，使咳嗽迁延不愈，最终发展成喘咳、喘肿等证，所以前人有"咳无止法"一说。西医学认为，咳嗽是机体的保护性反应，呼吸系统正是通过咳嗽来防止异物进入气管。同样，通过咳嗽也可把气道黏膜分泌的痰液排出来，这对肺脏本身也是一种保护。所以，我治疗咳嗽很少用具有麻醉作用的止咳药。

引起咳嗽的原因很多，一般以外感为主。前人有"咳嗽八九不离外感"之说，从临床来看，确是如此。老慢支一般冬季发病，夏季则咳嗽、咳痰减少，但也有夏天痰多、咳嗽的；小儿支哮也多在气候冷暖交替时，如劳动节或国庆节前后发病，但也有夏天发病，冬季反而好转的。六淫之邪对呼吸道影响很大，风、寒、湿三气可使气道痰液分泌增多，黏膜水肿增厚；暑、燥、火三气可引起气道黏膜干燥。需要指出的是，燥、火多由风、寒转化而来，与体质有一定关系。体质偏于阴虚的，往往容易化燥化火。我前面讲到，老慢支在夏天咳痰减少，就是因为夏天炎热，呼吸道比较干燥，痰液分泌较少。我的体会是，中医强调肺喜凉而恶燥，但从慢支这个病来看，肺是喜燥而恶凉的。掌握这些规律，对本病的防治有一定的意义。

再来谈痰的问题，中医把痰分成寒痰、热痰、燥痰、湿痰。中医所说的"化痰"，并不是把气道中已经分泌的痰液消除掉，而是要给它一个出路，也就是通过咳嗽把痰排出去。所以，我们说的"化痰"，是根据痰滋生的原因，通过辨别痰的性质，采取"制源畅流"的对策。

"制源"就是从源头上减少痰的生成。比如由伤风感冒引起的痰多，可给予解表剂；由脾胃虚弱、痰湿内盛引起的痰多，可给予健脾化痰剂。"畅流"是针对已经分泌的痰液，要加强气道的祛痰作用，以保持肺的清肃。

如果是干咳无痰，伴有咽痒的，是否应该用川贝母之类的润燥止咳药？其实不尽然。引起干咳的原因是多方面的，临床比较多见的有两种。一种是燥咳，会出现无痰、咽干、咽痒作咳，治疗一般用川贝母、瓜蒌、麦冬、沙参等润燥化痰药。还有一种临床更常见，往往见于伤风感冒之后，由于风邪袭肺，肺气失宣。这种情况并不是没有痰液分泌，而是痰液排不出来。此时如果滥用止咳药的话，容易抑制咳嗽反射，造成痰液停积，气道的炎症难以改善，从而使咳嗽迁延不愈。

下面看个病案。有位20多岁的患者，咳嗽1个月有余。患者晚上咳得睡不着，喉咙很痒，没有痰。他来我这看诊前，止咳的药基本都用过了，但是效果不好。从他的病症看，属于风邪袭肺，肺气失宣，痰沉积在呼吸道内，难以排出。我给他开了一张宣肺祛邪的方子。他来的时候是下午，当晚吃了 1 剂药，一晚上没咳嗽。第 2 天早上咳得很厉害，但痰感觉能出来一点儿了。第 3 天，他吐出来一块质地非常黏稠的黄痰，咳嗽基本上没有了。

还有一个病案。患者是位电影演员，要去北京参加影协的代表大会。开会前 2 周，患者咳得非常严重，连呼吸都费力。她的朋友介绍她来看诊。这个人没有慢性呼吸系统疾病，但每年都有伤风咳嗽，今年咳得特别厉害，咳得小便都会出来。我看了她之前吃过的药，凡是止咳的中西药物，基本用过了。我告诉她不能再吃止咳药。她体质偏热，舌苔黄，吐出来的是黄绿痰，舌前部红绛。我用定喘汤，宣肺中加入石膏、桑白皮、黄芩等清肺药物。吃了 1 周左右，她的急咳就少了，痰吐得也爽利了。开会前两三天，患者自我感觉良好，也不漏小便了，就马不停蹄地去开会了。

所以，我们看到干咳无痰，千万不要认为一定是燥咳，马上沙参、麦冬用上去，要考虑是不是由于肺气失宣或肺失清肃，造成痰液不能顺畅排出。

下面，我谈谈喘的问题。喘分虚实，实喘与痰阻气道，肺气壅塞，宣降失常有关。因此，实喘宜从痰论治，痰去则喘自平。现在西医治喘，喜欢用氨茶碱这类扩张气管的药。这类药虽有平喘效果，但会加快心率，增加心脏负担；另一方面，这类药使用以后，气道松弛，痰排出的力量削弱，气道停积的痰更多，可能引发更严重的气喘。所以，我认为氨茶碱这类药对慢性呼吸系统疾病的咳嗽是没有好处的。

虚喘主要责之于肾，多为慢性喘咳，病程长。舌质偏淡，舌苔较薄，尺脉细，和肾虚不能纳气有关；可用熟地黄、五味子、山萸肉之类的补肾药治疗；若偏于阳虚的话，可用蛤蚧、菟丝子、淫羊藿等温补。需要注意的是，虚喘也有痰，中医认为肾虚水泛为痰。所以，治疗虚喘不能忘记治痰，要标本兼顾，在治本中仍然要用一些祛痰的药物。所以张锡纯有几张方子，在扶正中加牛蒡子，就是这个思路，确实为经验之谈。

2. 顺其生机，因势利导

万物皆有生机，生机乃健康的保证。在正常情况下，人体生机的维持依赖"阴平阳秘""气血冲和"。人一旦患病，生机就会遭到损坏。医者应从整体入手，寻找引起脏腑、经络、气血功能失调的因素，或施以祛邪，或施以扶正，以顺其生机、复其常度。例如，对消化道而言，胃以下降为顺，以上冲为逆；从呼吸道来讲，肺以清肃为顺，壅阻为逆。一旦肠胃受病，或泻痢腹痛，或便秘腹胀，应治以疏化通导，通因通用，这是顺肠胃的生理机制来祛病。呼吸道疾病出现咳嗽痰壅，要宣肺祛痰，这是顺呼吸道的生机为治，反之则为逆，逆则病难愈。今人治痢，已认识到唯有通导才能疗疾。但是对于咳嗽，却习惯于用止咳药来抑止，使得咳嗽反复不愈，老慢支和哮喘发病日益增多。

当然，对止咳药不能一概而论。在咳喘急性发作或支气管扩张大量咯血时，使用止咳平喘药急则治标，未尝不可。但如果长期依赖扩张气管来平喘、麻痹神经以止咳，期望病情得到逆转，往往事与愿违。对长期使用氨茶碱、糖皮质激素控制的哮喘患者，应注意逐步减量，不能因为中药用上去了，就让患者骤然停药，这样可能造成病情反弹，出现哮喘大发作的严重后果。

对呼吸系统疾病的治疗，应注意因势利导。"因势利导"是中医学的基本治则之一。医门八法中，汗法、吐法、下法都体现了就近逐邪、因势利导的思想。和、温、清、消、补，虽然不是直接因势利导，但通过调整机体偏盛可间接达到了祛邪目的，因此，本质上也属于因势利导。汉代张仲景在其所著的《伤寒杂病论》中，全面运用八法因势利导，祛病达邪，创立了后世治病的规范。实践证明，疏导的方法比抑止的方法好。对呼吸系统疾病而言，透邪则咳自止，豁痰则喘自平。

对治疗中的扶正和祛邪，不同的医家理解不同。景岳重视扶正，子和崇尚攻邪。我个人倾向于祛邪为先，待邪气祛除，再行扶正，就好比洗衣服，要先把肥皂泡冲洗掉，再来缝缝补补。

3. 上工治未病

《素问·四气调神大论》说："圣人不治已病治未病，不治已乱治未乱。"张景岳也说："圣人预防之道，治于未形，故用力少而成功多，以见其安不忘危也。"降低慢性阻塞性呼吸系统疾病的发病率，只有在未形成喘咳、喘肿之前，特别是在疾病的急性期，在邪气初感、正气未伤之际，尽早透邪于外，才可达事半功倍之效。

我对儿科急性呼吸道感染见咳嗽痰多、鼻塞流涕者，常用《医学心悟》中止嗽散加僵蚕、蝉蜕治疗，将其命名为"二虫止嗽散"。方中荆芥解表祛风；百部、紫菀理肺止咳；白前、陈皮利气化痰；甘草、桔梗开上宣肺。蝉蜕和僵蚕这两味药非常好。僵蚕祛风止痉，化痰散结；蝉蜕祛风清热止痉。两者合用，共奏轻清宣透之功。药物加减方面，咳而喘者，加麻黄、杏仁。麻黄为治喘良药，我个人认为麻黄发汗的力量不如桂枝，它主要擅长平喘。风热者加前胡、牛蒡子。使用牛蒡子时，要询问患者大便的情况。若大便稀薄则不用牛蒡子。有食滞者加莱菔子、山楂；风寒见症较重的，加防风、紫苏；痰湿盛者加半夏、茯苓。总的来说，小儿用药，力求清灵平稳，祛邪不伤正。已成哮喘，复由感冒引发者，也可用此方加减。如能及时宣透祛邪，哮喘的症状可以较快缓解。

缓解期应以益气养血、健脾化痰为主，以党参、黄芪、当归、白芍、白术、甘草等益气养血、扶正培本，治本的同时，仍须参以宣透之品，以清肺气。这是由于喘有夙根，哮喘或老慢支反复发作的原因正是由于伏邪在里，伏邪不清。急性期发作往往是由新感引动伏邪所致。急性症状缓解后，伏恋之邪，未必清彻。故在缓解期，应于扶正方中加入牛蒡子、僵蚕、白前、百部等品，以期标本兼顾。宣透的药当中，我最喜欢用僵蚕和蝉蜕；气喘严重的，喜欢用地龙；偏热的，用牛蒡子。老人呼吸道感染，也要及时表散，根据不同体质，辨别风寒、风热，选用辛温和辛凉解表剂，勿使其久延成为慢支。

此外，慢性呼吸系统疾病容易继发感染，需要引起重视。吐脓性痰，伴有发热、气急、咳嗽的，属于风温，应该辛凉解表、清肺涤痰，轻症用银翘散加前胡、桑白皮、黄芩、鱼腥草、莱菔子等，重症用麻杏石甘汤加牛蒡子、前胡、金银花、连翘、芦根、僵蚕等，以控制感染。待症状缓解，再与清肺祛痰之法。

四、古方新用

近年来，治疗慢支和哮喘的方药，虽不断创新，但重于辨病而略于辨证。我在临床治疗呼吸系统疾病中，化裁应用了古代治疗痰饮、哮喘的几张方剂，取得了不错的效果。我的体会是正确运用古方的关键是辨证精当、加减灵活、剂量随机。只有这样，才能让古方在今用中焕发光彩。

1. 加味三拗汤

加味三拗汤是在三拗汤的基础上，加入僵蚕、蝉蜕等六味药，旨在增强其宣肺散邪的效果。方剂组成为麻黄、杏仁、甘草、僵蚕、蝉蜕、百部、白前、桔梗、荆芥。这张方子，我作为治疗老慢支、支气管哮喘急性发作期的基本方。在具体应用时，根据患者情况加减用药。舌质红，舌苔薄白，伴发热的，加入牛蒡子、前胡；

苔黄，口苦的，加黄芩、芦根；舌苔白腻，痰湿较重的，加半夏、陈皮、茯苓；痰多咳吐不利的，加莱菔子；肺有伏热的，加桑叶、桑白皮等。

2. 新加苓桂术甘汤

苓桂术甘汤为《金匮要略》中治疗痰饮病的正方，也是历代用于温化痰饮的常用方。这张方剂对老年慢性支气管炎属寒饮痰湿者，无论发作期，还是缓解期，都可以应用。新加苓桂术甘汤是在苓桂术甘汤基础上加入半夏、陈皮，以增强化痰湿的效果。再加入一味干姜，辅助桂枝以加强温化痰饮的力量。再加入当归，《神农本草经》中提到当归"主咳逆上气"。临床实践证实，当归对慢性呼吸系统疾病有比较好的治疗效果。再加入白芥子化痰湿。喘息严重者，可配合麻黄、杏仁平喘，或加入苏子降气。汗多者加白芍，痰多者加莱菔子，气虚者加党参，阴虚者加沙参。这张方子，一般用于老慢支阳虚寒湿型。患者舌质不太红，舌苔白腻，痰多，我都用这张方子加减治疗。

3. 新方苏子降气汤

苏子降气汤出自《太平惠民和剂局方》，具有降气平喘、温化寒饮的功效。新方苏子降气汤是在苏子降气汤基础上减掉厚朴，加入僵蚕、荆芥。组成新方如下：苏子、半夏、肉桂、当归、生姜、前胡、甘草、陈皮、僵蚕、荆芥。这张方子前人认为主治上实下虚的咳喘，实际上是以治上为主，适用于慢性支气管炎、肺气肿患者，因感受外邪引发咳嗽、气急、痰多症状。若喘甚的，加麻黄；偏于风热的，去肉桂、生姜，加牛蒡子。老人下虚明显的，加入补肾之品，肾阳虚者加淫羊藿，肾阴虚者加五味子。

4. 新方定喘汤

新方定喘汤由古方定喘汤化裁而成，是用定喘汤原方（麻黄、苏子、桑白皮、黄芩、杏仁、甘草等）加入三味虫类药（僵蚕、蝉蜕、地龙）以及两味清肺宣透的药（牛蒡子、前胡）组成。根据临床观察，呼吸系统感染往往初始感受寒邪，寒邪入里易化热，表现为肺热、痰热或表寒里热。此时如果全用温药，比如小青龙汤之类温燥的药，不仅难取佳效，反而可能加重病情。新方定喘汤不仅能宣肺散邪，而且有比较强的清肺效果，适用于老慢支或哮喘伴有痰热或肺热见症者。使用时，如果有高热的，加用生石膏、连翘、金银花；肺气虚的，加南沙参；痰多咳吐不利的，加桔梗、莱菔子。

5. 温肺化饮汤

这张方子实际上由小青龙汤化裁而来，是在小青龙汤中加一味椒目。椒目利水、祛痰、定喘，古方已椒苈黄丸用的就是这味药。所以，我把它和小青龙汤相合，用于慢性支气管炎和哮喘发作期寒饮见证明显者，见咳嗽不爽，痰多清稀，舌苔白滑，脉浮弦数，背部寒冷，咳甚干呕。本方效专力猛，须随时留意病情变化，避免过剂。如见喘急，汗多如雨，四肢不温，脉沉细，尺脉尤甚，可以配合参附。附子剂量一般为9g；参，最好用北人参，我一般用党参20g。如果有热象，见烦躁者，可加石膏。

6. 益气固本汤

益气固本汤是六君子汤（党参、白术、茯苓、甘草、陈皮、半夏）加上当归、丹参、僵蚕、百部、枇杷叶、荆芥化裁而成。本方是在六君子汤补益肺脾的基础上，加上当归、丹参养血活血，使肺气营血调和；佐以僵蚕祛风解痉；百部、枇杷叶清金止嗽；稍佐荆芥宣透，使内伏之邪出表，外邪入侵也不致为害，为治本不忘治标之意。本方适用于慢性支气管炎及哮喘缓解期，症见肺脾气虚者。使用时，如肺有伏热，加芦根、竹茹；纳呆者加鸡内金；鼻塞多涕者，加苍耳子、蝉蜕。

7. 加味都气丸

七味都气丸为六味地黄丸加五味子。该方以补肾阴为主。由于肾为阴阳之本，故补肾时应侧重阴阳平补，做到阳中求阴，阴中求阳。我在七味都气丸中加巴戟天、淫羊藿、菟丝子、枸杞子平补阴阳，增强补肾效果；又加入一味僵蚕化痰散结。该方适用于慢性支气管炎、哮喘缓解期，肺肾气虚，摄纳无权者。老年慢性支气管炎多见肾阴、肾阳两亏。加味都气丸阴阳平调，是老慢支治本的方剂。小儿支气管哮喘后期，也每涉及肾气虚，此方也可参用。如果以肾阳虚为主，可在方中加附子、肉桂；大便溏薄者加补骨脂；大便秘结者，加当归、肉苁蓉；尿频者，加桑螵蛸；痰湿重者，加半夏、陈皮。

五、病案举例

病案1

陈某，19岁。患者4岁时发作哮喘，每在"五一"及"国庆"前后发作。哮喘多夜间明显，咳嗽气急，不能平卧，痰黄量多，脉细小数，舌质红，舌尖有杨梅刺。平时服用氨茶碱缓解症状，但逐年加重，体力日衰。根据我的经验，哮喘患者如果舌上有杨梅刺，舌苔根部厚腻，说明痰浊很重，肺阴亏损较重，治起来比较棘手。如果没有杨梅刺，苔根不厚腻的，症状倒比较容易控制。这位患者，从4岁到19岁，已经有15年病史。根据脉症，辨为风热痰浊内闭，心肺两伤。治以清金肃肺，宣化痰热，因势利导。用药为南沙参、桑叶、桑白皮、前胡、牛蒡子、僵蚕、蝉蜕、白前、百部、紫菀、干芦根、荆芥。患者服药后，哮喘即见缓解，咳痰爽利，痰由黄变白。连续以上方加减，半年来哮喘未发。

病案2

胡某，38岁。患者有风湿性关节炎、风湿性心脏病病史。因肺炎住院3个月，出院后仍感咳嗽，痰多，气急不能平卧，大便溏薄，口苦，脉虚弦，舌质淡，苔薄腻。这个患者我用了苓桂术甘汤，加入荆芥、僵蚕、蝉蜕、百部、紫菀、白前、甘草、陈皮，但效果不明显。后来她风湿性关节炎发得厉害，我就把白术换成苍术。一味药之差，效果大不一样。用了苍术之后，患者关节疼痛明显改善，呼吸系统症状也很快得到缓解。所以我的体会是：如果要祛邪化痰湿，苓桂术甘汤里的白术应该换成苍术；同样，用六君子汤调理脾胃，如果舌苔腻，可以用苍术，舌苔不腻，用白术。在这个患者的治疗方中，我还加了龙骨、寄生、地龙几味药，这些药不仅可治咳喘，对缓解关节痛也有一定帮助。患者前后服药2个月，之前长期用激素，脸很胖，膀大腰圆，现在激素停掉了，其他止咳平喘的西药也停了，病情很稳定，症状明显改善，人也可以做家务了。

病案3

吴某，62岁。患者有慢支病史7年，每年冬令发作，延续至春天。这次咳得非常厉害，为痉挛性阵咳，日夜咳10余次，咳嗽剧烈时，小便难以控制，一定要咳出黄绿色痰，才能暂时缓解。这位患者我用了僵蚕、蝉蜕、牛蒡子、前胡、百部、白前、紫菀、甘草、桔梗。僵蚕、蝉蜕祛风止痉，是我治咳嗽比较喜欢用的两味虫类药。其他的药相当于止嗽散原方去掉荆芥、生姜。去的原因是：患者本来出汗就很多，这两味药有发汗作用，所以不适合，去掉不用。患者舌质很红，舌苔薄黄，所以我加入了牛蒡子、前胡清肺热，再后来又加了芦根、黄芩。大概这个方子加减服用2周，症状就得到了缓解。

病案 4

喻某，76 岁。患者有咳喘史 30 年，已发展到肺气肿、肺心病，心肺功能严重下降。患者动则气喘，咳痰不利，面浮足肿，胸闷嗳气，痰红鼻衄，尿黄便秘，舌质红，苔薄腻，脉虚数。患者咳喘日久，心、肺、肾三脏俱虚，气阴亏损，肝阳偏亢。其病机较为复杂，头绪众多，标本俱病，虚实互见。我从益肺气、养心血、利水消肿、宣化痰浊入手治疗，治标为主，兼顾治本。以南、北沙参补气养阴；连皮茯苓、冬瓜皮利水消肿而不伤正；僵蚕、蝉蜕轻清透浊，解痉治咳；白前、百部、紫菀化痰平喘；旋覆花、代赭石平肝降逆，咯血见木火刑金者，用之效捷；丹参、当归养血和血，以治咳逆上气。患者服用该方 3 周，诸症轻减，足肿退，痰血净，唯活动后气喘明显。这是由于年老久病造成心、肺、肾元气虚衰，短期内恢复不易。我在原方基础上加五味子、枸杞子、山萸肉补肾纳气。后患者体力渐复，病情控制，已停用止咳平喘西药。

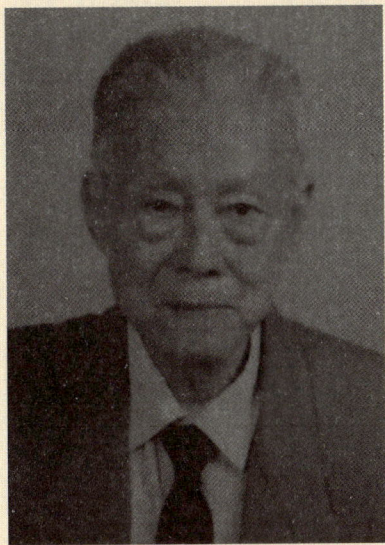

吴翰香简介

　　吴翰香（1918—2006），男，上海中医药大学专家委员会委员、教授，全国著名血液病专家，曾任曙光医院中医血液病研究室主任、中医内科急诊研究室顾问。

　　吴翰香自幼由母亲启蒙学医，继而师从常熟、太仓地区名医马云宾，中医底蕴深厚，后又于北京医学院"中学西"，学贯中西。1937年，吴翰香在太仓、上海宝山罗店自设诊所开业行医；1952年，始任上海宝山联合诊所副主任；1952年，新中国建设需要大批医务工作者，作为调干生进入北京医学院学习；1957年，毕业分配到上海市第十一人民医院（现上海中医药大学附属曙光医院）中医内科，先后任副主任医师、主任医师。

　　吴翰香学识渊博，中西合璧，长期从事中医、中西医结合内科、血液科工作，不断挖掘中医药治疗血液病的优势，为血液病的中医药治疗提供了科学指导。曾主编我国第一本血液病中医专书《实用中医血液病学》，是我国中医血液病的奠基人，也是全国再生障碍性贫血诊断及疗效标准起草人之一。早在20世纪60

年代，吴翰香就首创"健脾温肾法治疗慢性再生障碍性贫血"，并倡导使用中药砷剂治疗血液肿瘤，为中医治疗慢性再生障碍性贫血奠定了理论基础，在国内享有较高的声誉。他还运用中西医结合方法治疗多种血液病，取得了满意的疗效。

吴翰香治学严谨，勤于临床，悬壶济世60余年，临床经验非常丰富，耄耋之年仍活跃在临床一线，毫无保留地传授宝贵经验予学生。他在担任血液病研究室主任、急诊研究室顾问期间，重视对各级医师的培养，参与中医内科高师班、西医学习中医班等课程的教学。曾主编《色脉舌诊》，合作编著《现代中医内科手册》《内经基础理论的读书随笔》等，并发表《用健脾温肾法治疗25例再生障碍性贫血》《62例急性白血病的中医辨证》《论"黄肿"一证相当于缺铁性贫血》《漫谈"白分"与八纲辨证》等20多篇学术论文。晚年，他悉心整理60余年行医积累的数千份病案，集其精要数百例付梓，以示后人。

中医药治疗缺铁性贫血和再生障碍性贫血的心得体会

内容提要

本讲从中医病证归属、中西医结合诊断与治疗等方面介绍了缺铁性贫血和再生障碍性贫血的中医诊治经验，提出缺铁性贫血属中医"黄病"范畴；诊断以望诊为主，亦应通过问诊了解致病之由；在纠正本病的前提下，用改良枣矾丸补铁治标。再生障碍性贫血类似《医门法律》所述之"虚劳"，根据脉象及血象变化可判断轻重预后，治疗时积极控制感染、出血，必要时输血以"急则治标"，病情稳定时健脾温肾以"缓则治本"。吴翰香在这次讲座中援古引今、中西合璧，将古代文献与现代临床有机地结合起来，理论联系实际，讲解了他在血液病诊疗中的心得体会。

同志们，今天我向大家汇报一下在血液病研究方面所做的一些工作，题目是《中医药治疗缺铁性贫血和再生障碍性贫血的心得体会》。

一、贫血简介

贫血是一种症状，并非某种具体的疾病。当循环血液中的红细胞数或血红蛋白量低于正常值，就可以称为贫血。目前国内判断贫血的标准是：男性红细胞少于 400 万 / 立方毫米（本节相关指标以讲座录音为准），血红蛋白低于 12 克 / 分升；女性红细胞数少于 350 万 / 立方毫米，血红蛋白低于 10.5 克 / 分升。贫血在临床上可分为四级：①轻度贫血：血红蛋白为 9.1 ~ 12 克 / 分升，临床症状轻微。②中度贫血：血红蛋白 6.1 ～ 9 克 / 分升，劳动后感到心慌气短。③重度贫血：血红蛋白 3.1 ～ 6 克 / 分升，卧床休息也感到心慌气短。④极重度贫血：血红蛋白在 3 克 / 分升以下，常伴有贫血性心脏病。

中医古籍并没有贫血这个名称，但却有临床表现类似贫血的诸多记载。贫血的名称见于建国之后。1958 年的《山东医药》上载文提到：在鲁西民间，贫血被称为"黄病"。

贫血临床上有多种，我今天主要向各位同道介绍两种。第一种是缺铁性贫血，为临床多发病、常见病；第二种是再生障碍性贫血，是一种少见但比较难治的贫血。

二、缺铁性贫血的中医诊治心得

1. 缺铁性贫血的诊断

缺铁性贫血是因机体缺少造血原料——铁，从而影响正铁血红蛋白合成所致的贫血。中医对贫血的诊断，主要以望闻问切四诊情况为依据，尤其把望诊放在首位。

通过望诊观察患者皮肤色泽非常重要。一般早期患者皮肤色泽黄里带白，日久萎黄虚肿，毫无血色，所以，在古代文献中称之为"食劳气黄"，也有医家称其为"积黄""黄肿""黄胖""黄病"。如罗天益的《卫生宝鉴》称之为"食劳气黄"；危亦林《世医得效方》称之为"积黄"；朱丹溪《丹溪心法》称之为"黄肿"；戴思恭《证治要诀》、李时珍《本草纲目》等称其为"黄肿"。楼英《医学纲目》和王肯堂《证治准绳》都载为"食劳气黄"和"黄胖"。"黄病"之名见于清代赵学敏所著《串雅内篇》。可见，贫血名称很多，非常形象，都是得名于望诊。

缺铁性贫血在临床上除了望诊以外，还须注意问诊，要问清缺铁的原因。其原因大体可归纳为以下四点。

第一点是饮食缺铁。现在很多婴儿采用人工喂养，把牛奶、米粉、面糊等作为主食，这当中铁质含量少，不足以供应生长需要，容易发生缺铁，尤其早产儿更加明显。另外，常用铝锅或搪瓷锅烧饭煮菜，不用铁锅，也会造成铁质摄入不足。

第二点是长期失血。如上消化道出血、痔疮出血、支气管扩张咯血、慢性肾炎血尿、妇女月经过多等，长期反复丢失大量血液，造成铁质持续消耗。当出血性疾病铁质的吸收和丢失不能取得平衡时，就容易发生缺铁性贫血。

第三点是吸收障碍。吸收障碍是慢性消化道疾病影响铁质吸收所致，如萎缩性胃炎、慢性十二指肠炎、胃大部切除、慢性腹泻、肠功能紊乱等，由于缺乏胃酸、维生素 B 族等酸性还原物质，不能使食物中的铁游离化，也不能增加铁盐的溶解度，不能把高价铁变为低价铁，就影响了铁质的吸收。除此之外，十二指肠黏膜变性，不能吸收亚铁离子，不能在肠黏膜细胞里氧化和去铁铁蛋白结合起来成为铁蛋白，也会引起铁质吸收障碍，导致缺铁性贫血发生。

第四点是需求增加。比如孩子在生长发育期，对铁质的需求量会增加；生育期的妇女，由于妊娠、哺乳关系，对铁的需求也比平常增加；妊娠期妇女常伴有胃肠功能紊乱、胃酸缺乏，容易出现厌食、呕吐，中医称之为吞酸恶阻，也会影响铁质吸收，从而引发缺铁性贫血。

只有通过问诊了解缺铁的原因，针对性纠治，才符合《素问·阴阳应象大论》所说"治病必求于本"。不解决根本，单单纠正贫血，贫血会反复出现，治愈无从谈起。

由于缺铁性贫血在临床上有萎黄、虚肿、心悸、气短、眼花、耳鸣、头晕、神疲、乏力等症状，近代有人认为它属于"虚劳"，也有人认为其是"黄病"。20 多年前，我们曾经通过对 7 位住院病例的临床观察，确定缺铁性贫血的中医诊断应该是"黄病"而不是"虚劳"。

2. 缺铁性贫血的治疗

我们曾经临床对比观察过 7 个缺铁性贫血病例，采用自身对照以及分组对照的方法进行研究，治疗分两个阶段。第一阶段，7 个病例中，5 个先按虚劳来治疗，2 个暂不治疗，仅作为虚劳的空白对照组。按虚劳来治用十全大补汤和归脾汤。第二阶段，按照黄病的办法治疗。按黄病治用"黄病药丸"，这是古代一张治疗黄病的药方，后来曙光医院给它改了个名字，叫矾铁补血丸。用绿矾 9g，醋煅针砂 15g，山药 9g，红枣 20 枚，前 3 味共研细末，红枣煮烂去核，一起捣匀，做成和绿豆差不多大小的丸药，每次吃一粒半，每天吃 3～4 次，用白水送服。

第一个阶段，按照虚劳治疗的五例：第一例 19 天，血红蛋白从 4.9 克/分升升到 5.8 克/分升；第二例 17 天，血红蛋白从 4 克/分升升到 4.5 克/分升；第三例

7 天，血红蛋白从 6.8 克 / 分升升到 7.4 克 / 分升；第四例 17 天，血红蛋白从 7.4 克 / 分升降到 6.8 克 / 分升；第五例 11 天，血红蛋白从 3.4 克 / 分升升到 3.5 克 / 分升。空白对照组两例，一例在病房呆了 8 天，未吃药，血红蛋白从 3 克 / 分升下降到 2.3 克 / 分升；另一例 14 天不吃药，血红蛋白量从 6.7 克 / 分升升到 7 克 / 分升，可以看出这个阶段吃药与不吃药变化不大。

第二个阶段，第一个和第二个病例采用虚劳的方法再加上黄病药。病例一治疗 19 天，血红蛋白从 5.8 克 / 分升上升到 9 克 / 分升；病例二治疗 15 天，血红蛋白从 4.5 克 / 分升上升到 9 克 / 分升。第三个、第四个、第五个病例仅用黄病药，不用虚劳药。第三个病例，用了 7 天，血红蛋白从 7.4 克 / 分升上升到 8 克 / 分升；第四个病例，用了 18 天，从 6.8 克 / 分升上升到 9.3 克 / 分升；第五个病例，用了 14 天，从 3.5 克 / 分升上升到 7 克 / 分升。两个空白对照黄病药用了 7 天，一个从 2.3 克 / 分升上升到 3 克 / 分升，另一个从 7 克 / 分升上升到 10.5 克 / 分升。这样治疗下去，最后的结果是这七个患者都恢复了健康。这个研究说明：按照虚劳来治的，在第 7 ～ 19 天，血象无明显改变，和两例空白对照没有大的区别；而按照"黄病"来治的在第 7 ～ 19 天，血象有显著好转。前后两个阶段经过显著性测验，$t >$ 2.447，$P < 0.05$，说明这两种诊断有显著性差异。诊断为虚劳的效果不好，诊断为黄病，按黄病治疗的效果好。

七例当中有一例比较特殊，是由于慢性胃炎导致的缺铁性贫血。患者空腹胃液仅有 50mL，有黏液，无血栓，游离酸 0，总酸度只有 2；注射组织胺之后，游离酸 0，总酸度第一管 19，以后逐渐下降。由于缺乏胃酸，单用黄病药丸治疗 7 天后，血红蛋白仅由 2.3 克 / 分升上升到 3 克 / 分升，改善不明显；后面加用党参、白术、神曲、陈皮、鸡内金等健脾运脾药，血象迅速好转，38 天内血红蛋白由 3 克 / 分升上升到 9.3 克 / 分升，说明健脾运脾药对肠黏膜吸收铁质具有促进作用。

中医诊断缺铁性贫血，因为这是西医的一个病名，所以诊断依据和西医是一样的，主要看血象。血象中血红细胞和血红蛋白均降低，尤以血红蛋白减少明显；血涂片上，红细胞体积缩小，中央苍白区明显扩大。这两项都是明确诊断的重要依据。一般来讲，正常的 1g 血红蛋白等于 30 万～ 33 万个红细胞，如果不在这个比例里面，比例缩小或增大，都是有问题的。因为缺铁性贫血属于小红细胞性低色素性贫血中的一种，所以它的细胞小了，血红蛋白浓度降低，基本上诊断就成立了。

有条件的为了科研还可以进行其他检测，血浆里血清铁明显减少，总铁结合率明显增加，铁饱和度减少；从骨髓上看，红系增生活跃，粒红的比例减小，原红细胞核小、细胞质少、体积小、颜色浅淡。胞浆残缺与细胞形态学上的改变，而且细胞外铁缺乏，这个针对性就比较明确了。进行胃液分析也是可以的，胃酸可以减少，也可以缺乏。

缺铁性贫血常继发于其他疾病之后。按照中医标本理论，以原来的疾患为"本"，黄肿为"标"。治本，就是治疗其原发病，解除缺铁的原因；治标，就是补充铁质。补充铁质，早在我国宋金元时代，就采用绿矾和醋煅针砂，我们的老祖宗很早就用这两味药来治疗缺铁性贫血了，不过当时的病名叫黄病、黄肿、积黄等。

绿矾是天然的硫酸亚铁，又叫皂矾、青矾。绿矾含有 95% ~ 97% 的天然硫酸亚铁，还含有锰、铜、锌、镍等许多微量元素。尤其是含有铜，能够催化铁进入红细胞膜内合成血红蛋白，起到催化剂的作用。我们祖先很早就用了这个药，这比单纯的硫酸亚铁好得多。不过现在绿矾药店不太进货了，药房的人说绿矾就是硫酸亚铁，这种说法是不对的。关于绿矾，宋代唐慎微的《证类本草》中就有记载，是用来治疗小儿疳积的；元代罗天益《卫生宝鉴》用皂矾丸治疗食劳气黄；明代王肯堂《证治准绳》主张用矾醋之酸来泻肝，用枣肉之甘来补脾，王肯堂说的就是绿矾。

醋煅针砂是元代人工合成的铁剂。危亦林在《世医得效方》中记载一张叫无忌紫金丸的方剂，是治疗积黄的，《丹溪心法》中还有一张治疗黄肿的大温中丸，这两张方剂的主药都是醋煅针砂。针砂原本是细小的铁屑，是用来磨针的。针砂烧化后丢在米醋里，就变成朱红色的醋煅针砂，实际就是零价铁经过氧化变成高价铁，丢进醋里再还原成低价铁，形成了醋酸铁盐。这个药在外国的书本上没有，是中国13 世纪人工合成的一种铁剂。绿矾和醋煅针砂是治标的法子，是用来补充铁质的。

治本就是要治疗原发病。缺铁性贫血女同志最常见，往往因为月经过多，量多如崩，或持续如漏，这种情况可以用归脾汤加减，一般用归脾汤加生地黄、侧柏叶、阿胶、龙骨、牡蛎、陈皮、六神曲等。如果遇到脾胃虚弱所致纳呆痞满的，可以用异功散加六神曲、鸡内金、麦芽等味；如果有诸虚不足见症的，可以用十全大补汤加健运脾胃的药；如果有癥积的，也就是腹中有痞块，相当于现在的肝脾肿大，要用活血化瘀药，因为癥积并发黄肿的很多。

1983 年，我曾经用罗天益《卫生宝鉴》中的枣矾丸，将剂量和修制法调整改革用来治标，用其他药物来治本，取得了比较满意的效果。枣矾丸的处方：绿矾250g，米醋2.5kg，大红枣100枚，面粉（炒香为度）1kg。先将红枣煮熟去皮核，后将绿矾、米醋置于砂锅中，文火熬煮，等绿矾融化后加入枣肉煮烂，不断搅拌至浓缩成珠滴时离火，将药汁倾注于大磁钵或石臼中，加入炒熟的面粉，边加边捣，以适量能成丸为度，等分为4000粒，每粒约含有绿矾50mg，日服二三次，每次2粒，饭后白开水送下，忌茶叶。这个药效果很好，没有不良反应，不像硫酸亚铁丸服用后会感觉恶心、想吐，而且它有枣肉的香气，经过醋一起熬煮后是醋酸铁盐和铝的复合体，容易吸收，大便也不会发黑。西药硫酸亚铁丸吃后大便会发黑，刚才介绍的矾铁补血丸吃了大便也发黑。为什么会发黑？这是因为绿矾就是皂矾，皂就是黑颜色，以前是作颜料用的。所以，硫酸亚铁丸、矾铁补血丸服用后大便都发黑，这说明没吸收完，铁质太多了，在肠道碱性溶液作用下，粪便被染成了黑色。罗天益《卫生宝鉴》上的枣矾丸吃下去大便也会发黑，这是因为他用的矾量实在太大了。所以我减了量，减少后大便不仅不黑，不良反应也减少了，吃起来有效果。大家不妨在临床上试用一下，肯定有效，一般6周见效。

1983年，我们曾经分析过30例（32例次）缺铁性贫血的用药情况，其中枣矾丸与异功散、六神曲等合用的有25例次。停药时血红蛋白上升2克/分升以上为有效，计21例次；上升不到2克/分升或无变化或下降的为无效，有4例次。枣矾丸不与异功散、六神曲等，或枣矾丸与其他药味合用的有7例次，同样按照上面的要求来评估疗效，共计有效4例次，无效3例次。将这两组进行卡方检验，$P < 0.05$，有显著差别。研究说明，中医学认为黄肿是脾虚肝黄，真脏色外露，所以要伐木泻肝，培土补脾，用制肝健脾的方法。

有张伐木丸，从理论上讲也是可以用的，但里面的绿矾量太大了，吃下去不良反应很大，所以不适宜。枣矾丸就没有这样的不良反应。所以，中医治疗黄肿的机制是脾虚肝旺，采用制肝健脾的方法，这是王肯堂提出的，我们现在临床上仍然使用这个方法，只不过要改一下剂量和制法，效果非常明显，说明这个方子是有实用价值的。

黄肿一证，大多数继发于其他疾患之后，应该把原发病治好，才是真正的治愈，否则容易复发。

三、再生障碍性贫血的中医诊治心得

1. 再生障碍性贫血的诊断

再生障碍性贫血是造血的工厂发生障碍，也就是红骨髓明显减少，造血功能衰竭引起的一组综合病症。在一定容积的循环血液内，除红细胞数量减少外，同时伴有粒细胞和血小板减少，因此在临床上出现相应的症状。粒细胞减少容易感染，血小板减少容易出血。所以，再生障碍性贫血在临床上有三个症状——贫血、感染、出血。

中医学论著能够全面联系贫血、出血、感染三大症状的是《医门法律》，是1658年喻嘉言先生写的。根据我个人观点，《医门法律》上所说的虚劳就是再生障碍性贫血，这一点和《金匮要略》上的虚劳是不同的。喻嘉言说："虚劳之证，《金匮》叙于血痹之下，可见劳则必劳其精血也。营血伤则内热起，五心常热，目中生花见火，耳内蛙聒蝉鸣，口舌糜烂，不知正味，鼻孔干燥，呼吸不利。乃至饮食不为肌肤，怠惰嗜卧，骨软足酸，营行日迟，卫行日疾，营血为卫气所迫，不能内守而脱出于外，或吐、或衄、或出二阴之窍，血出既多，火热进入，逼迫煎熬，漫无休止，营血有立尽而已，不死何待耶？"可见，喻氏所论"虚劳"，与今之急性再生障碍性贫血的临床表现十分相似，当时认为是不治之症。

喻嘉言所说的"营血"到底是什么？根据我个人的看法，他说的"营血"，在《黄帝内经》中称为"营"或者"荣"，如《灵枢·营卫生会》说"营在脉中"，《灵枢·营气》说"营气之道，内谷为宝。谷入于胃，气传之肺，流溢于中，布散于外，精专者行于经隧，常营无已，终而复始，是谓天地之纪"。所以，在经脉的隧道里行的"营"就是血液。《素问·痹论》亦云："荣者，水谷之精气也，和调于五脏，洒陈于六腑，乃能入于脉也。"根据这些理论来推理，喻嘉言所说的"营血"就是现在的循环血液。"营血伤"的实质就是循环血液中的成分发生了改变。

我们曾经分析过101例再生障碍性贫血（简称再障）的常规血液检查数据，发现喻嘉言所谓的"营血伤"不仅具有一定的物质基础，还有几个危险的标志。

第一，红细胞数小于150万/立方毫米。101例再障患者中，红细胞数小于150万/立方毫米的52例中有17例死亡；红细胞数大于150万/立方毫米的49例中，有 3 例死亡。这两组卡方检验 $P < 0.05$，差异显著。所以，可以把 150 万 / 立方毫米作为界限，红细胞数不能小于 150 万 / 立方毫米，小于 150 万 / 立方毫米就容易死亡。那无法生血怎么办？只能输血。所以我治疗再障，是把输血和中医中药一起使用的。以血红蛋白 6g 为标准，血红蛋白小于 6 克 / 分升的就输血到 6 克 / 分升以上，之后一边定期检查一边吃中药，低下来就再输血。因为 2 克 / 分升、3 克 / 分升的血红蛋白维持生命活动已经是很勉强了，要通过吃中药来生血是无能为力的，所以，一定要使血红蛋白维持在一个相当的水平，中药才可以发挥作用。6 克 / 分升是一个差不多的数值。根据我所掌握的资料来看，输血输到 6 克 / 分升之后，再用中医中药发挥作用，是挺了不起的。在 20 世纪 60 年代，印度尼西亚一位总理的医学顾问，也就是他们的卫生部部长，来中国访问时，到我们医院参观血液病病房。他是一位血液病专家。他说：在他们国家，9 克 / 分升就要输血，在欧美 10 克 / 分升都还要输血，你们能够以 6 克 / 分升为标准，达到 6 克 / 分升就不输血，是很了不起的，你们的中医中药的确有效果。所以，不能让血红蛋白小于 6 克 / 分升，红细胞数小于 150 万 / 立方毫米。

第二，网织红细胞消失。在这些病例中，有 17 例多次找不到网织红细胞，其中 13 例死亡；84 例不论多少，能够见到网织红的，有 7 例死亡。两组数据用卡方检验 $P < 0.05$，差异显著。所以，定期检查网织红细胞，发现它减少的话，是个危险指标。

第三，嗜中性粒细胞小于 500/ 毫升。在这些病例中，有 40 例患者嗜中性粒细胞经常小于 500/ 毫升，19 例死亡；61 例患者嗜中性粒细胞经常大于 500/ 毫升，1 例死亡。这两组用卡方检验 $P < 0.05$，差异极为显著。嗜中性粒细胞有吞噬作用，能够抵御外邪，相当于中医说的"卫外"功能，能够抵御外邪，起到防卫的作用，它的减少容易引起感染死亡。

第四，这 101 例中有 20 例死亡，其中 10 例死于致命性出血。这 10 例患者不仅血小板数小于 3 万 / 毫升，而且伴有出血时间延长、束臂试验强阳性、凝血酶原时间延长等缺陷，此外，眼底检查还有反复出现的小出血点，这是颅内出血的先兆，是致死的主要原因。遇到颅内出血，就一点儿办法都没有了。如果仅仅是单项血小板数小于 3 万 / 毫升还不要紧，经过治疗获得缓解，达到基本治愈的不乏其人。

下面，我们来看看喻嘉言所谓"营行日迟，卫行日疾"中所说的"卫气"。"卫气"在《黄帝内经》中远比"营气"复杂。根据我个人的观点，《黄帝内经》有关"卫气"有几种说法。第一种，《黄帝内经》认为，卫气和营气是合在一起的，就像《灵枢·胀论》所说"卫气之在身也，常然并脉循分肉，行有逆顺，阴阳相随，乃得天和"。这里的营气和卫气是合在一起的。第二种，认为营气和卫气分布在脉管内外，像《灵枢·营卫生会》所说"清者为营，浊者为卫。营在脉中，卫在脉外"。第三种，认为卫气不入于脉，行于体腔、筋膜、皮肤之中，像《素问·痹论》所说的"卫者，水谷之悍气也，其气慓疾滑利，不能入于脉也，故循皮肤之中，分肉之间，熏于肓膜，散于胸腹"。

喻嘉言"营行日迟，卫行日疾"中的"卫气"，应该是第一种情况，也就是营气和卫气相携同行，步调一致，没有快慢。《灵枢·营卫生会》中有"卫气行于阴二十五度，行于阳二十五度"，这就是所谓的一昼夜五十营，卫气和营气是合在一起的。《灵枢·卫气》中也说过："卫气之行，一日一夜五十周于身，昼日行于阳二十五周，夜行于阴二十五周，周于五脏。"根据上面这些论述，可以认为营血就是静脉血，那么和营气相携同行的卫气到底是什么？喻嘉言说得很清楚："营行日迟，卫行日疾，营血为卫气所迫。"这段话显然是病理生理现象。喻嘉言认为这种"虚劳"之所以难治，原因就在于营血走得慢，而卫气跑得太快，营血被卫气所迫，到后来就"不得内收而脱出于外"了。

《金匮要略》记载的"虚劳"和《医门法律》记载的"虚劳"是不同的。然而《金匮要略》虚劳篇里所说的脉象"脉大为劳，极虚亦为劳""劳之为病，其脉浮大"，这些观点可以参考，它记述了机体在虚劳时产生的两种不同反应。同样是虚劳，有的脉变大了，有的脉变小了，说明机体产生了不同反应。所以，"营行日迟，卫行日疾"这个论点实际上描写了机体对贫血的代偿能力。中医学的脉诊恰好能轻而易举地反映机体贫血时的代偿能力。脉象不仅在不同患者中有很大差异，在同一患者的不同阶段也有显著差别。我们 1964 年分析的 47 例再障患者治疗前后脉象、血象变化，可以佐证喻氏的论点。

第一类，治疗前见虚大、浮数、滑数之类脉象的有 11 例，红细胞数在 60 万～187 万 / 毫升，平均 108 万 / 毫升。治疗后有 6 例见这类脉象，红细胞数在 36 万～186 万 / 毫升，平均是 108 万 / 毫升。

第二类，治疗前见弦、弦细、弦数、濡数、细数这类脉象的有23例，红细胞数在73万～298万/毫升，平均是194万/毫升。治疗后有8例见这类脉象，红细胞数在93万～348万/毫升，平均是195万/毫升。为什么红细胞数都到348万/毫升还见到这类脉象呢？说明他的病还没有好，输血后，红细胞数上去了，但脉象还没变好，所以这个患者还要治疗下去。

第三类，治疗前见沉细、沉小、濡细、濡缓这类脉象的有13例，红细胞数在141万～355万/毫升，平均257万/毫升。治疗后有17例见这类脉象，红细胞数在138万～394万/毫升，平均是250万/毫升。所以，沉细、沉小、濡细、濡缓这类脉象细胞数稍微高一点儿。

第四类，治疗后，除了1例无脉象、末次记录只有血象记录外，有15例见缓滑、徐缓有力的脉象，红细胞数在311万～452万/毫升，平均是364万/毫升。治疗前无1例有这种脉象，所以这类脉象近于平脉，是治好了。

这说明脉象对虚劳预后的判断十分有意义。因为虚劳本来是虚证，如果见虚脉，这是顺证，容易治好；如果见实脉，就是反脉，脉与证不相吻合，就不易治好。事实上，这就是机体对贫血的两种不同代偿方式。第一种见顺脉的，代偿作用是加快心脏搏动，从而加速血液循环来进行代偿。这种情况的结果就是消耗了元气，贫血不会好，从而致死的多了。另一种，见细、小、沉这类脉象的，就是用一种经济节约的方法，让能量代谢减低从而达到低消耗，这样就保存了元气，所以用了补药之后就能恢复。至于中间状态的弦脉，弦脉保持紧张状态，所以还是消耗一定能量，不容易恢复。所以，各位将来在临床上，要仔细辨别脉象，脉象可以预测患者好得快还是好得慢，很有临床意义。

2. 再生障碍性贫血的治疗

再生障碍性贫血的治疗原则是"急则治标，缓则治本"。所谓"急则治标"，就是要积极控制感染和出血，如果不积极控制，就会使病情加剧；所谓"缓则治本"，就是在病情稳定之时，即没有感染、出血的时候，使用补法。

补法如何使用？在1961年，上海市第十一人民医院治疗了16例再生障碍性贫血，其中有9例达到基本治愈，分析其用药发现：重用育阴滋腻药时，血象有恶化倾向；相反，血象日渐好转者，所用的药物都偏重健脾温肾。下面我介绍几个病例。

第一个病例，在第一阶段的 167 天中所用的主药是党参、黄芪、炙甘草、阿胶、生地黄、熟地黄、当归身、牡丹皮、藕节。用百分数计算，这一阶段的血色素从 48% 下降到 38%，红细胞数从 210 万 / 毫升下降到 155 万 / 毫升，白细胞从 5850/ 毫升下降到 3100/ 毫升，血小板从 5.2 万 / 毫升上升到了 5.6 万 / 毫升。在第二阶段的 211 天之中，用了红参、党参、白术、茯苓、甘草、生地黄、砂仁、鹿角、补骨脂、陈皮、黄芪、当归、麦冬、肉桂、附子、炮姜、半夏、龙骨、牡蛎、谷芽。这时就可以看到，跌到 38% 的血色素重新回到 48%，跌到 155 万 / 毫升的红细胞上升到 265 万 / 毫升，跌到 2600/ 毫升的白细胞没什么变化，跌到 2.6 万 / 毫升的血小板上升到 8.2 万 / 毫升。这说明这类药物是切实有效的。

第二个病例，第一阶段用党参、白术、甘草、茯苓、砂仁、陈皮、干姜、半夏、草豆蔻、补骨脂、黄芪、何首乌、当归、附子。这一阶段，血色素从 21% 上升到 60%，红细胞从 108 万 / 毫升上升到 294 万 / 毫升，白细胞从 1750/ 毫升上升到 3300/ 毫升，血小板从 2.2 万 / 毫升上升到 4.6 万 / 毫升。在第二个阶段的 114 天，用的药变了，用了滋阴的药，麦冬、牡丹皮、生地黄、白芍、山药、薏苡仁、党参。这时，血色素没有什么变化，从 60% 到 68%；红细胞从 294 万 / 毫升升到 305 万 / 毫升，变化也不大；白细胞稍微升高了一些，从 3300/ 毫升到 7600/ 毫升；血小板从 4.6 万 / 毫升到 7 万 / 毫升，上升了。

我们再看其他几个病例的情况。

第八个病例，第一阶段用了 130 天药，所用的药有白术、党参、酸枣仁、陈皮、甘草、谷芽、黄芪、远志、当归、龙眼肉。这时候没什么大变化，血色素仍旧保持在 28%，红细胞从 125 万 / 毫升到 124 万 / 毫升，白细胞从 2600/ 毫升上升到 2900/ 毫升，血小板开始没记录，后来变成 2.8 万 / 毫升。在第二阶段的 99 天，药物变化了，用了鹿角、补骨脂、白术、甘草、陈皮、山萸肉、蜜根（棉花的根，有补阳的作用）、红枣，这时候数据都有所上升。血色素从 28% 到 63%，红细胞从 124 万 / 毫升上升到 340 万 / 毫升，白细胞从 2900/ 毫升上升到 5250/ 毫升，血小板从 2.8 万 / 毫升上升到 10.6 万 / 毫升，说明用这类药效果好。

我们再看第九个病例，在第一阶段的 203 天，用了黄芪、白术、陈皮、白芍、熟地黄、当归、党参。血色素没什么变化，仍旧是 64%；红细胞从 325 万 / 毫升上升到 339 万 / 毫升，白细胞 2800/ 毫升稍微上升到了 3400/ 毫升，血小板 8.4 万 / 毫升上升到 10.1 万/毫升。第二阶段的 120 天用的药发生变化，用了鹿角、补骨脂、白术、陈皮、甘草、生地黄、熟地黄、白芍、山萸肉、何首乌、蜜根、红枣、党参。血色素从 64% 上升到 83%，红细胞从 339 万/毫升上升到 407 万/毫升，白细胞从 3400/毫升上升到 7500/毫升，血小板从 10.1 万/毫升上升到 11.2 万/毫升。这说明这个阶段药是有效果的。

这就是 1961 年我们总结的 9 个病例。我们从中发现这样一个问题，要用健脾温肾一类的药才能使血象上升。

到了 1965 年，我们有 10 例重用温补药的患者在治疗过程中既未输血，又未用西药，其血色素上升达 3 克/分升以上，红细胞亦相应增加；同时，也发现有 10 例重用清滋药的病例情况完全不同，在同样的条件下——既未输血又未用西药，其血色素和红细胞数明显下降。大家来看一看这份资料，用温补药的这 10 例患者，用药的天数从 99 天到 211 天，平均是 163 天，红细胞数上升范围是从 90 万/毫升升至 254 万/毫升，平均上升 165 万/毫升；用清滋药的这 10 例，用药的天数从 69 天到 283 天，平均是 163 天，红细胞数下降了，最少的下降 7 万/毫升，最多的下降 131 万/毫升，平均是下降了 75 万/毫升。这两组我们做了显著性测验，df ＝ 18，$t > 2.10$，$P < 0.05$，有显著性差异。这说明温补药能促进生血，清滋药不能促进生血。所以，在病情稳定的时候应该用温补药，不应该用清滋药。

再生障碍性贫血在临床上有急慢性之分，急性和慢性的预后极为悬殊。就慢性再生障碍性贫血来说，其贫血程度轻重不等。以中度贫血者来说，采用健脾温肾类药物，如党参、白术、甘草、陈皮、肉桂、补骨脂、鹿角、黄芪、当归、巴戟天等（常用量日服），另吞红参粉每天 3g、鹿茸粉每天 3g，一般用药 1 个月，血色素可以上升（0.5～1）克/分升。我们曾经用这个方法在临床治疗过三批患者，有效率分别为 62%、68% 和 79%。20 世纪 60 年代，68% 的有效率的经验是有一篇公开报道的，用健脾温肾的方法来治疗，是第一篇公开报道，在《上海中医杂志》上面报道过。所以，我个人的观点是：再生障碍性贫血在中医辨证上偏于阳虚，要用温补脾肾的方法治疗。

至于偏阴虚的再障，实际上不是真正的再障。再生障碍性贫血是骨髓中的造血工厂——红骨髓少、脂肪颗粒多，而偏阴虚的这类患者，血象虽然是衰少的，但其骨髓象却是增生活跃的，而且周围血中的网织红细胞数正常甚至大于正常。大家过去都误以为这是再障，实际上是无症状的阵发性睡眠性血红蛋白尿症。它临床上没有黄疸的出现，在骨头里就溶血了，所以这不是再障。现在有人叫它增生性再障，辨证为阴虚。从我个人的见解来看，这是不成立的，这不是真正的再障，这个是无症状的阵发性睡眠性血红蛋白尿症。

最近报道活血化瘀药能有效治疗再障。这个要在后期使用，早期出血时切勿使用。再障的病理是人的毛细血管在贫血之后会封闭，在开始出血的时候不能使用，等到后期，需要输血了，但骨髓在生长，血象还没提高上去，这时候可以使用少量活血化瘀药，促使毛细血管开放。但是当毛细血管开放，脸开始泛红了，这时血象反而开始涨得慢了。因为周围血管一开放，循环血液的浓度就降低了。所以，在后期使用活血化瘀药比较理想，早期使用只有坏处没有好处，后期用可以让毛细血管从封闭状态到开放。这是我个人的体会。

至于喻嘉言先生在1658年慨叹为"不死何待耶"的虚劳，基本上是急性再障，当然其中也包括了白血病，有一部分是白血病前期。1988年，德国人第一次报道了再障。喻嘉言先生报道的虚劳是在1658年，要比他们早200多年。所以说，我们中医学包含的内容是丰富的，只不过它的名称不叫再障，叫虚劳，是《医门法律》上的虚劳，不是《金匮要略》上的。

对虚劳病，今天应该采用取长补短的治法，也就是在中医辨证论治的基础上，再配合西医输血、抗感染、止血等疗法。我们对40例急性再障进行临床观察，结果：死亡15例，无效11例，稳定15例，缓解4例，基本治愈5例，治愈缓解率为22.5%。现在已经距离喻嘉言先生生活的时代好几百年了，治疗水平稍微提高了一些，不是用纯中医的方法了，而是用中西医结合的方法来治疗，但有效率和我们的期望还是有一段距离的，还不够高。虽然输血疗法经统计学处理没有显著意义，但在这40例中有1例输血79次，输血量达23700mL，经过2年余的努力治疗，终于获得缓解而恢复健康。这说明输血虽然是治标之举，但一定程度上能挽救患者的生命，使他们不至于立即死亡，为中医中药治疗赢得时间。从这一点上来看，输血疗法的功效还是不可磨灭的。

上面介绍了我本人在血液病治疗方面做的这一点点工作，向各位同志汇报一下，有不足的地方欢迎大家指正。

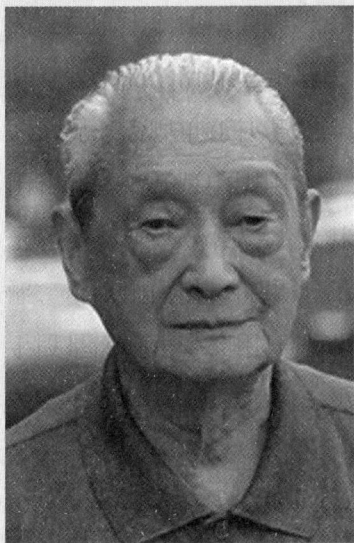

席德治简介

　　席德治（1922—2010），男，上海市黄浦区中西医结合医院主任医师，曾任上海中医药大学专家委员会名誉委员，上海中医药大学、上海中医药研究专家委员会名誉委员、客座教授，享受国务院政府特殊津贴。

　　席德治出身于苏州席氏家族。1942年，毕业于上海中医学院并先后师从上海名医黄文东、费通甫、管理平。1984—1987年，当选为上海市南市区第八届、第九届人大代表。1993年，获得国务院政府特殊津贴。先后担任南市区第一届、第二届、第三届中医带徒班任教中医教师、临床实习带教导师，以及西学中医提高班、中医经典著作学习班等大量教学任务，培养了大批中医专业人才。为了传承中医文化，弘扬和振兴孟河医派，造福社会，席德治参与了孟河医派传承学会的筹建、成立、发展、壮大，2008年10月，任常州市孟河医派传承学会副会长。2009年，被上海中医药大学附属岳阳中西医结合医院聘为"上海近代中医流派临床传承中心"临床带教导师。

席德治从医 60 余年，对内科消化系统疾病，如慢性胃炎、慢性结肠炎、急（慢）性肝胆疾病、男性前列腺病以及暑湿时病等取得较好疗效，对于妇科月经不调、痛经、不孕、子宫肌瘤等有较深入的研究，并有较丰富的经验。

如何治疗慢性泄泻

内容提要

　　本讲围绕什么是泄泻，泄和泻的区别，历代医书对泄泻的记载，其分类、病因病机、转归的特点，并通过 3 个医案对泄泻进行详细的分析思辨。

　　这次的主题主要介绍慢性泄泻。同病异治也属于辨证论治，任何疾病都可以同病异治。因为泄泻既是一个证，也是一个病，所以以下我就称为病证。

一、慢性泄泻的概念

　　目前来看，慢性泄泻是一个常见病。慢性两个字，说明这个疾病有一个过程，往往是在急性期失治误治，或者治疗不彻底，以致迁移而成。在古代，慢性泄泻称为久泻。其临床的主要症状是大便增多，粪便稀薄，严重的时候像水一样，次数少的时候可以每天两三次，次数多的达到十几次，甚至更多。在泄泻的同时，往往伴有胃肠道消化不良的症状，如胸闷、泛呕、胃口不好，日久不愈，还可以出现精神疲乏、形体消瘦等一系列胃肠道之外的症状。临床上，本病的主要特点是反复发作，经久不愈。这里的反复发作有诱发因素，往往是因为饮食不慎，或者感染外邪。

二、泄与泻的区别

　　本病证统称泄泻，泄和泻，仅仅是粪便稀薄的程度不同，也可以简称泄，或者称泻。一般认为，泄是大便溏薄，泻是大便像水一样。大便溏薄，我们往往称之为溏泄。大便像水一样的称为水泻。所以，无论是泻还是泄，都是大便稀薄，仅仅是稀薄的程度有所不同。《奇效良方》有一段记载"泄者泄漏之义"，漏，说明来势比较缓；"时时溏薄，或作或愈"，说明泄，粪便的溏薄程度较轻，来势不是非常急；"泻者一时水去如注泄"，说明泻的程度比泄的程度要严重。这就是泻和泄两者的不同点。

《丹台玉案·泄泻门》云："泄者，如水之注也，势犹舒缓。"注，指滴滴答答，来势比较缓慢。"泻者，势似直下，微有不同。"泻，直下，像瀑布一样直冲而下。所以，泄和泻稍微有些不同，主要是性质有所不同。"而其为病则一，故总名之曰泄泻"，所以"泻"和"泄"两个字常常放在一起作为称谓。

三、泄泻的命名与沿革

历代文献对于泄泻，从症因脉治都有详细的记载。下面简单地从以下几个方面做一个介绍。

在汉唐时代，泄泻被称为"泄利"。"利"，在古代和"痢"是通的。所以，"泄利"，不单单是泄泻，还包括痢疾在内。到宋以后，就开始出现泄泻的病名了。

《黄帝内经》称泄泻为"泄"。《黄帝内经》提到4种泄，包括濡泄、飧泄、洞泄、注泄。这里简单介绍一下。

第一是濡泄。濡，意为湿，脉象表现为濡脉，主要是因为湿，《黄帝内经》中说"湿盛则濡泄"。濡泄又称湿泄，主要以病因来命名，因为病邪是湿邪，由于湿邪入侵而引起濡泄。

第二是飧泄。飧，意为完谷不化，所以飧泄又叫水谷痢。清气在下，脾阳不运，以至于完谷不化。比如吃过青菜，大便拉出来菜叶子，就是完谷不化，所以飧泄又称水谷痢。《黄帝内经》里讲"清气在下，则生飧泄"，主要是脾失运化水湿的功能，而导致完谷不化。

第三是洞泄，就是寒泄，主要因寒邪引起。表现为吃了以后马上就泻。《素问·生气通天论》中有一段记载："春伤于风，邪气留连，乃为洞泄。"

第四是注泄，就是水泻，主要症状是泻出来像水注。《太平圣惠方》认为注泄就是水泻。注泄往往见于湿邪、寒邪、热邪。

历代医家对本病证的别名记载比较多，归纳起来主要从两个方面来命名。

一是根据病因来命名，有风泻、寒泄、湿泄、暑泄、热泄、伤食泻、痰泄、气泄、脾泄、肾泄等称谓。风泻，因外感风邪而引起；寒泄，由于寒邪所导致。其余如湿泄、暑泄、热泻，都是由于外邪。伤食泻由于内伤饮食而引起。痰泄和气泄的病因，包括痰阻和气滞。脾泄、肾泄，都属于脏腑虚衰，脏腑虚衰中以脾肾虚损为主因。

二是根据病情和大便性质来命名，分鹜泄、溏泻、水泻、滑泻、五更泻、禄食泻、大瘕泻等。

鹜泄，鹜是鸭子，指大便如鸭粪，属寒邪所导致的一种泄泻。

溏泻，有两种说法，一种是大便稀薄，一种认为是泄泻物性质污结黏垢。

水泻，泻出如水，也就是前述的注泄。

滑泻，泻下不禁，主要见于泻久之后，中气下陷。

五更泻，又叫晨泄，因为在清晨五更就开始拉肚子而命名。其和上述肾泄相同，都是因为肾气虚损。

禄食泻，又叫漏食泄，指脾胃虚弱，吃了之后肠鸣腹急，尽下所食之物。

大瘕泄在《黄帝内经》里有两种说法，一种是大便频数，另一种是指痢疾。

四、泄泻的病因病位

（一）泄泻的病因

慢性泄泻的病因有比较多的记载。如《素问·举痛论》有记载："寒气客于小肠，小肠不得成聚，故后泄腹痛矣。"小肠为受盛之官，化物出焉。寒邪入侵小肠，影响小肠的分清泌浊，所以引起本病的发生。

《景岳全书》提到"凡脾气稍弱，阳气素不强者，一有所伤，未免即致泄泻"，以及《黄帝内经》云"虚则腹满肠鸣，飧泄食不化"，可见泄泻之病，多有水谷不化。根据以上记载，说明脾胃是后天之本，气血生化之源。如果脾胃不足，不能正常运化水湿及水谷精微，或脾阳虚衰，都可以引起泄泻。

《素问·阴阳应象大论》记载："水谷之寒热，感则害于六腑。"《景岳全书》云："泄泻之因，惟水火土三气为最。夫水者寒气也，火者热气也，土者湿气也，此泻痢之本也。"这两段说明寒、湿、热是导致泄泻的主因。急性以湿、热为主，慢性以寒、湿为主。

另外，《景岳全书》记载"肾泄证……每于五更之初，或天将明时，即洞泄数次，有经月连年弗止者"，在五更，天未亮的时候，有水泻，而且经月连年不止，说明时间比较长。"盖肾为胃关，开窍于二阴，所以二便之开闭，皆肾之所主。今肾中阳气不足，则命门火衰，而阴寒独盛，故于子丑五更之后，当阳气未复，阴气盛极之时，即令人洞泄不止也。"命门之火可以帮助脾胃腐熟水谷，可以帮助肠胃消化吸收。命门火衰，脾阳受其影响，不能腐熟水谷，所以引起泄泻。

《张聿青医案》指出："上则嗳噫，下则便泄，厥气不和，克制脾土。"这在慢性泄泻中也是常见的一种类型。肝脾不和，我们临床上一般用痛泻要方。这一段说明木旺侮土，肝气乘脾，也可以引起泄泻。

归纳起来，本病的发生，主要还是内因，"邪之所凑，其气必虚"。内因主要是脏腑虚衰，脏腑虚衰中以脾肾为主。外邪主要为寒、湿、热。一般急性多偏于湿热，慢性多偏于寒湿。饮食不节或者七情不和，一个是伤食，一个是肝气郁结，木旺侮土。以上种种因素都可导致脾胃运化功能失职，而引起泄泻。可见，本病内因主要以脾虚为主，外因主要是因湿邪，但是脾虚和湿邪可以相互影响，相互转化。

以上是历代医家对泄泻的主要论述。

（二）泄泻的病位

泄泻的主要病变部位在脾、胃、大肠、小肠。因为脾主运化，胃主受纳腐熟，脾胃是消化、吸收、输布水谷津液的主要脏腑。脾的运化包括两个方面，一个是运化水谷之精微，一个是运化水湿。胃是水谷之海。脾和胃一个运一个纳，互相配合，才能够完成消化吸收水谷精微的任务，所以《黄帝内经》里讲"脾胃者，仓廪之官，五味出焉"。

小肠上接幽门，和胃相通，后面与大肠包括回肠、空肠、十二指肠相通，主要功能是化物，分清泌浊。小肠主要承接胃所腐熟的饮食，进一步消化，所以是受盛之腑。小肠者受盛之官，化物出焉。食糜在小肠经过消化，清者为水谷精微，营养全身；浊者为糟粕，归大肠；水液归膀胱。

大肠上接阑门，和小肠相通，下连肛门，包括结肠、直肠。大肠接纳小肠腐熟消化之物，吸收剩余的水分和养料，形成粪便，输送到肛门，排出体外。大肠是整个消化过程的最后阶段，所以是传导之腑。"大肠者，传道之官，变化出焉。"

可见，泄泻由于脾胃运纳失司，影响饮食物的消化吸收，使得小肠清浊不分，混杂而下，并走大肠，导致发病。

此外，肝、肾与泄泻也有一定关系。肝主疏泄，喜条达而恶抑郁。假如平时脾胃虚弱，再加上情志不畅，肝气郁结，木旺脾失健运，肝郁脾虚，也能够导致泄泻。

肾是先天之本。上面提到，肾为胃之关，脾胃需要命门之火的温煦才能发挥脾胃的正常运化功能。假使肾阳虚衰，命门之火不足，不能温煦脾阳，脾阳不足，不能腐熟水谷，以致脾肾阳虚，常见五更泄泻，也属慢性泄泻。

慢性泄泻的主要病因以湿邪、寒邪为主。湿为阴邪，湿性重浊黏腻，易困脾土，妨碍脾的运化，日久往往兼夹寒邪。寒邪、湿邪二者同属阴邪，容易损伤阳气。脾为中土之脏，喜燥恶湿。假使脾土不旺，往往湿从内生，所以脾虚和湿盛可以相互为因、互相影响。脾虚进一步发展，可致脾阳虚，阳虚内寒，命门火衰，则为脾肾同病。

五、泄泻的治疗

泄泻的急性期多表现为湿热证，所以急性期的治疗大法为清化湿热、芳香化浊、消积导滞。根据不同的病情，不同的兼症，可以分别应用，也可以相互配合使用。慢性期多表现为虚寒证，或者虚中夹实。慢性期的治疗，我会介绍3个病案，一个是偏于湿盛，一个是偏于脾虚，一个是偏于脾肾阳虚，至于肝脾不和的例子从略了。对于慢性泄泻湿盛者，以化湿燥湿为主要原则，同时要配合健脾。脾虚者以健脾为主要法则，要辅以燥湿或者散寒。因为脾虚之后，湿浊内生，同时可以兼夹寒邪。脾虚内寒者，要温中，主要是温脾肾之阳。至于肝木乘脾，需要抑肝扶脾，可以用大家都很熟悉的一个方子——痛泻要方，这个从略了。

下面介绍3个病案。第一个病案是湿盛脾虚，主要以湿盛为主。第二个病案是脾虚寒证，是以脾虚为主。第三个病案主要是脾肾阳虚，主要是以温阳为主。

病案1

第一个病例以湿盛为主，治以健脾燥湿。大家都非常清楚，平胃散是燥湿健脾的主方，里面重用苍术、厚朴。这是一个顾姓患者，女性，73岁。病程已经3个多月了，由于时间较长，所以精神比较萎靡，逐渐消瘦。她自述最近开始恶心，不能吃东西，本来大便溏泄次数并不多，自从恶心不能进食后，大便次数增多，一天十几次，大便不是水泻，是溏的，呈糊状，舌质淡，舌苔白腻，舌根厚腻。白腻苔，舌根厚腻，同时脉象为濡脉，这是湿盛的关键辨证要点。病机为湿浊中阻，水谷不化，脾胃气虚，升降失常，运化失司。该患者已年过古稀，70多岁了，老年人一下子泄泻次数多，容易传变。所以以化湿为主要治法，辅以健脾益胃，方以平胃散燥湿健脾为主，再加香砂六君子汤。香砂六君子汤含有四君子汤，为健脾补气的主方，主药木香、砂仁行气健胃，同时采用理中丸的方法加一点干姜温中。平胃散里用生姜，生姜走而不守，干姜能走能守，炮姜守而不走，所以一般温里用干姜。处方用苍术9克，川厚朴5克，姜半夏9g，陈皮9g，煨木香5g，砂仁3g，焦白术9g，炒党参9g，白茯苓12g，淡干姜5g，莲子肉12g，石莲肉10g，吴茱萸3g。加厚朴，可以增加燥湿的力量。半夏用姜半夏，因为有恶心。疏肝理气用广木香，治泄泻用煨木香。

这个方子中苍术、厚朴、陈皮是平胃散的主要组成成分，将生姜改为干姜，主要是想起到燥湿健脾、散寒理气的作用。木香、砂仁、党参、白术、茯苓是香砂六君子汤的主要组成部分，可健脾养胃、芳香理气。再加姜半夏燥湿止呕。莲子肉既能健脾渗湿，又能固摄止泻。石莲肉健脾固摄作用更强，因为在噤口利的治疗中石莲肉常常作为主药。因为这个患者呕吐不能进食，故可以参照噤口利来处理。吴茱萸升清泄浊。所以总的治法是燥湿健脾、扶助胃气，以达到邪去正复的目的。以前党参、白术用米炒、土炒，特别是治疗慢性泄泻，土炒用灶心土，米炒归脾经，可扶助胃气。苍术用米泔水浸炒，可以减轻苍术的燥性。

第二诊，患者恶心已经停止，稍微能吃点东西，精神疲乏也好转，大便溏薄次数明显减少，从十几次减到七八次，舌质仍然淡，苔白腻，舌根厚腻程度减轻，脉还是濡脉。我们强调治病过程中胃气的重要性，《黄帝内经》提到"得谷则昌，失谷则亡""人以胃气为本"。所以，患者湿浊渐化，脾胃运化功能还未完全恢复，仍以原方加减。处方忠于前方，用了苍术、厚朴、干姜、陈皮、茯苓、白术、党参、煨木香、砂仁、炒谷芽、炒麦芽、焦薏苡仁、佛手。因为恶心已经停止，舌根苔腻已化，故去掉半夏。加炒谷芽、炒麦芽，现在的加工炮制有时可能比较马虎，谷芽、麦芽大家知道里面含有淀粉酶，稍微炒一炒，还是好的，能够起到帮助消化的作用。炒太过的话淀粉酶容易破坏，所以有时候我们临床打破常规不用炒谷芽、炒麦芽，用生谷芽、生麦芽也能起到帮助消化的作用。加焦薏苡仁，是因为薏苡仁生用淡渗利湿，炒焦后可以健脾。同时加佛手，理气健胃。服用 5 剂。

第三诊，患者大便溏薄明显减少为 2 次，精神也比较振作，胃口也比较好，能够吃软食，舌质淡，苔开始化，舌根和白苔开始减轻，脉濡。患者湿浊得化，中焦运化恢复，再用扶助脾胃，稍微加化湿之药。治疗的着重点与初诊有所不同，初诊的主要矛盾是燥湿为主，现在以健脾为主。药用党参、白术、山药、扁豆、茯苓、煨木香、砂仁、白蔻仁、川厚朴、炒谷芽、炒麦芽、佛手。这个处方是前面的方子去掉焦薏苡仁，燥湿健脾的苍术、干姜，护胃升清的陈皮；加了山药、扁豆、白蔻仁。因为山药和扁豆的健脾作用比较强，同时渗而不燥，渗利水湿。用白蔻仁代替苍术。我们知道砂仁和白蔻仁都能理气，但白蔻仁偏于化湿。5 剂。

以后用参苓白术散或香砂六君子汤加减，经过 1 个月的治疗，患者体重增加 8 斤。这个患者最后痊愈了。

这个患者来诊前，已患病 3 个月，患病之初泄泻次数并不多，来诊前开始恶心，吃不下东西，泄泻次数增多。病机关键是湿困中焦，湿浊中阻，影响到脾胃。脾虚则泻，胃虚则呕，这个患者湿浊不化，中焦脾胃运化就不容易恢复。因此，这个患者在一开始就要用大剂量的燥湿药——平胃散，再配以健脾药——香砂六君子汤，使邪去而不伤正。平胃散是一张燥湿健脾的处方，苍术是健脾燥湿的主药，当然除了以苍术为主药外，还有其他配药。我们端午节用苍术、白术是可以辟秽解表的。苍术用处较广，重点还是在于燥湿。湿也要分轻重，我们临床上习惯湿重的用苍术，稍微轻一点的用厚朴，一般的用白豆蔻、薏苡仁等。这些药物燥湿作用比较强，但是燥湿药不能长用，长用后虽然脾阳可以恢复，但是反过来也会耗伤胃阴，出现舌头光红、口干。所以，这个患者开始就是健脾燥湿，再加参、苓、术、草等健脾药；加莲子肉健脾渗湿，还有固涩收敛的作用。我们前面谈到，一般用于收敛时，石莲子肉比建莲子肉更好，建莲子肉就是我们平时吃的莲子肉，产于福建。这个患者恶心吃不下东西，故参照了治疗噎口痢的方法。所以，治疗重在燥湿，再加上香砂六君健脾理气，等到湿浊化了之后，侧重于健脾补气以助生化，帮助脾胃恢复正常的运化功能。

病案 2

第二个病例为脾虚寒盛型，重点是脾虚。患者姓吴，女性，54 岁。病程有 10 个月之久，大便次数多的时候一天七八次，少的时候一天两三次，泻出来水一样的东西，肚子冷痛，面色㿠白，精神疲乏，胃口不好，舌质淡，薄白苔，边有齿痕（齿痕舌一是气虚，一是有湿），脉沉而细。患者病久脾土不足，中焦运化失职，寒从内生，因此治疗以温中为主。这个患者是脾虚湿盛，故以健脾为主，佐以温中散寒。方以参苓白术散为主。参苓白术散以四君子汤为主，再加健脾渗湿的药（莲子肉、山药、扁豆、砂仁）等组成。在健脾的同时，再加温中的药如吴茱萸、干姜，也就是采取理中丸合吴茱萸汤的治疗法则。用药如下：党参、白术、山药、扁豆、莲子肉、白茯苓、砂仁、干姜、吴茱萸、焦薏苡仁、炙甘草。白茯苓与赤茯苓不同，白茯苓健脾益气，赤茯苓淡渗利湿。本方是参苓白术散去桔梗补气健脾和胃。干姜能走能守，主要作用为温中。理中丸用黑姜即炮姜，黑入血分能止泻。加干姜、吴茱萸温中散寒。总的原则是健脾补气，温中散寒。5 剂。

患者服用 5 剂后，大便从水样转为溏便，日二三次，肠鸣腹痛减轻，仍精神疲乏，舌质淡，边有齿痕，苔薄白，脉沉细。再用原方加减。党参、白术、山药、扁豆、莲子肉、白茯苓、煨木香、干姜、吴茱萸、炙甘草、炒谷芽、炒麦芽。加木香理气止痛，再加炒谷芽、炒麦芽健胃助消化。5 剂。

三诊，患者便溏已结，日一二次，腹中隐痛缓解，胃口可以，精神略差，舌质淡，苔减少，脉细。说明脾胃之气已复，再用健脾益气温中之法来巩固疗效，党参、白术、山药、扁豆、白茯苓、煨木香、干姜、枳壳、神曲、生薏苡仁、炒薏苡仁、炙甘草、炒谷芽、炒麦芽。因腹痛缓解故去温中之干姜、吴茱萸。

这个患者泄泻如水，腹中冷痛，面无血色，舌淡，边有齿痕，脉沉细，病程较长，达 10 个月之久。因为久泻，脾土不足，寒邪内生，脾阳不运是主要矛盾，需要健脾散寒，所以用大量健脾补气、扶中散寒、止泻的药物，以参苓白术散为主，再加吴茱萸、干姜温中散寒止泻。这里也包括了理中丸和吴茱萸汤两张方子。泄泻缓解以后，去除温中的吴茱萸、干姜，因为久用温中之品易伤胃阴。

脾主运化包括两个含义：一是运化水谷精微，二是运化水湿。人体的水液代谢，可因脾虚不能运化，使得寒从内生。上面谈到脾是阴土之脏，湿邪是阴邪，寒同样也是阴邪，湿盛脾虚的同时也可以兼夹寒邪。寒邪与湿邪二者相互影响。所以，这个矛盾主要还是脾虚不能运化水湿，寒从内生。假使脾的运化功能没有恢复，寒邪就不容易散去。

病案3

第3个病例为内寒阳衰，亦即脾肾阳虚型。患者姓潘，男，44岁，青年时有遗精病史，泄泻已经3年，反复发作，最近泄泻1日3次，大便完谷不化，腹中隐痛，同时伴有畏寒肢冷，夜尿增多，小便清长，舌淡胖，薄白苔，脉沉无力。病机为肾阳早衰，脾肾阳虚，温煦乏力，寒从内生，固摄无权。方用四神丸加减。用药如下：补骨脂、吴茱萸、菟丝子、五味子、肉豆蔻、淡干姜、白茯苓、益智仁、山药、木香、乌药、炙甘草。如果辨证准确的话，四神丸效果非常好。这个处方是在四神丸基础上加温中散寒的药、固摄收敛的药。这个患者治疗着重于温补脾肾。5剂。

二诊，患者小便清长次数减少，便溏次数减少，畏寒肢冷、少腹隐痛改为少腹略胀，精神疲乏，舌淡苔净，脉细。仍用原方加减。处方为补骨脂、吴茱萸、肉豆蔻、淡干姜、白术、党参、山药、白茯苓、木香、砂仁、炙甘草。即原方去益智仁、五味子、乌药、菟丝子，加健脾药如党参、白术、砂仁。因为小便次数减少，肾阳虚症状有所好转，所以温肾阳药物适当减少，而增加健脾补气药。5剂。

三诊，患者大便1天2次，仍不成形，小便清长减轻，腹中冷痛已除，手足转温，面色黄白，胃纳欠佳，舌脉同上。脾肾阳虚逐渐恢复，仍用原方加减，补骨脂、肉豆蔻、淡干姜、肉桂、白术、党参、山药、白茯苓、木香、砂仁、炒谷芽、炒麦芽、炙甘草。肉桂既能温脾阳，又能温肾。这里主要还是补命门之火，因为火能生土，适当减少了温肾的药，加重健脾补气的药，增加脾胃生化之源。党参、白术、茯苓、木香、砂仁还是用香砂六君。

四诊，患者大便基本正常，畏寒肢冷、小便清长大为改善，胃纳增，面色稍差，形体消瘦，舌淡苔净，脉细。脾肾阳气已复，以成药金匮肾气丸、香砂六君子丸善后。

第三个患者主要是完谷不化，同时小便表现为夜尿多。夜尿多是肾功能不好，这种患者多是肾气虚或者肾阳虚，特别常见于老年人白天小便少，夜里小便多。所以，这个患者是脾肾两虚，命门之火早衰。上面谈到，脾阳要靠肾阳温煦才能运化水谷，命门火衰不能温化水谷，以脾肾阳虚为主要矛盾。假使脾肾阳虚不解决，脾肾阳气不恢复，完谷不化、四肢不温、小便清长等一下子不容易改善。所以，用四神丸的止泻，生姜改为干姜，在温补脾肾的同时，也加用了大量的健脾补气药来增加脾胃生化之源。等到病情好转，恢复期再用成药。金匮肾气丸，香砂六君子丸，一个是温补肾阳，一个是健脾和胃理气。

所以，同病异治实际上是辨证论治。当然慢性泄泻治疗并不局限于这几个例子，我仅仅谈了谈临床上一些肤浅的体会。临床上，肝气犯脾导致慢性泄泻的例子也挺多，主要症状表现为肠鸣、腹痛、大便解后腹痛缓解等。同志们都知道主方是痛泻要方，效果比较显著。

总的来说，在病因方面，引起慢性泄泻的外因包括寒、湿、热邪，急性期多表现为实热，慢性期多表现为虚寒，所以外因主要是以湿邪为主，湿邪困脾为其主要病机。《黄帝内经》说："湿胜则濡泄。"内因是脏腑虚衰，病位在脾胃、大肠、小肠，肝肾的功能失调也有一定影响，但是重点还是以脾虚为主。"泄泻之本，无不由于脾胃。"慢性泄泻内因以脾肾运化温煦功能失职为主。脾主运化，肾主温煦，所以泄泻之本不离脾肾。肾虚泄泻在临床上也比较多见，如五更泻，老年人的肾虚泄泻比较多，但一定是在脾胃虚弱的基础上进一步发展而来的。肾虚泄泻在脾胃虚弱的基础上，进一步发展成脾阳虚，再进一步是肾阳虚，从而出现脾肾阳虚的情况。

湿盛和脾虚，两者的关系最为密切。湿盛可以引起脾虚，而脾虚可以产生内湿，二者相互为因，相互转化。脾主运化，既能运化水谷之精微，又能运化水湿。脾为中土之脏，喜燥恶湿。湿浊内停，脾失去正常的职责，可以引起泄泻。反过来说，如果脾土虚弱，不能正常运化水湿，可以使得水湿从内而生。所以，脾虚和湿邪在临床上可以相互兼夹，临床治疗就要有所侧重。健脾为主辅以燥湿，或者燥湿为主配以健脾，均应有所侧重。临床上，急性泄泻中湿热证比较多，热天泄泻多为暑湿泻，或者暑邪和湿热夹杂，当然寒湿也是有的，风寒也是有的。

慢性泄泻是寒湿为主。寒湿不化，脾虚不运，发展为脾阳虚，脾阳虚累及命门，导致命门火衰，非但肾阳不振，不能帮助脾阳运化水湿，也可以引起寒从内生。所以，脾虚生寒。治疗法则虽然要有所侧重，但离不开化湿健脾、温中固摄。

我们知道在任何疾病中，固涩法总是最后用的法则，也就是最后才用涩法。如妇科病中的白带，大多先用清利之法，只有体内无邪了，才可以使用收敛法。真人养脏汤、桃花汤、赤石脂禹余粮汤等，都是固涩收敛的方子。所以，这类方子早期不宜使用，但在慢性泄泻的后期，临床上也可以参用一些固涩收敛的方法。

以上是本人的一些肤浅的体会，假使有不妥当，甚至错误的地方，欢迎大家提出批评意见。

徐嵩年讲座实录

徐嵩年简介

徐嵩年（1909—2003），男，上海中医药大学教授，中国民主同盟盟员，上海中医药大学附属龙华医院肾内科创始人。曾任上海市中医学会肾病组组长、中华医学会内科学会委员。

徐嵩年继承创新，术专中医。他出生于上海一个书香世家，1936年毕业于上海中医专门学校，师承丁甘仁长孙丁济万，深得其教，打下深厚的中医根底。徐嵩年刻苦钻研医典，为攻克肾病难题奠定了坚实的基础。他在临床中结合丁氏对内伤杂症的治疗经验，逐渐自成体系，摘录《伤寒论》《金匮要略》《丹溪心法》《证治准绳》《脾胃论》等书中方剂164首，临床逐一验证其效，去伪存真，并以脏腑辨证治疗内科杂病，突出"脏以藏为主，腑以通为用"，且在脏腑辨证中，尤重治肾。他不断寻求古训，结合临床，总结探索，形成理论，对中医肾病学的学术研究提出了独到的见解。在徐嵩年的悉心指导和影响下，上海中医药大学附属龙华医院肾病专科不断取得新进展，形成了"益气活血化瘀"等中医特色的治疗方法，在中医药治疗膜性肾病、慢性肾衰竭、IgA肾病等疾病方面，取得了有目共睹的成果。

徐嵩年言传身教，著书育人。他平时生活俭朴，从不追求奢侈享受，对中国传统文化情有独钟，时时反复揣摩，陶冶情操。作为教师，他身体力行，待学生如子女，毫无保留地传授所知、所学，强调作为一名医生要有"真本领"，在医学研究中要"实事求是"，坚持"实践是检验真理的唯一标准"这一原则来行事做人，成就了一批目前仍活跃于沪上的中医名家。他不墨守成规，其编著的学术专著《肾与膀胱症治经验》与发表的论文《非肾病型的慢性肾炎及顽固性蛋白尿的治疗规律探讨》《温肾解毒汤治疗肾功能衰竭》等论著提出了很多创新的观点，在肾病学术界产生了广泛的影响。

中医中药治疗慢性肾炎肾病型的经验

内容提要

本讲介绍慢性肾炎肾病型中水肿、蛋白尿、激素撤减的中医药治疗经验，提出水肿、蛋白尿肺脾肾三脏分治的原则。水肿治肺应以祛邪发表为主；治脾以补虚为主，辅以泻实；治肾慎用攻伐、消克药物，以补虚为主，在滋阴补阳中求治疗。蛋白尿应以治脾为重点，重在补气升清；治肺应以清利为主；治肾要平补肾中阴阳，注意加强肾的封藏功能。对难治性水肿还要善用理气行气、活血化瘀法。在激素撤减中，益气滋阴清利法较温阳法效果为优，可控制病情反跳，激素撤减较为顺利。

慢性肾炎肾病型是一种顽固且复杂的疾病。它的危害极大，好发于青壮年，对青壮年的身心健康造成很大摧残。目前国际上治疗本病没有好的办法，中医药在治疗方面积累了一定的经验。今天我就围绕这个病谈一谈。

慢性肾炎肾病型有四大症——高度水肿、长期蛋白尿、低蛋白血症、高胆固醇血症，这四个症状结合在一起，就可以诊断。在中医学中，慢性肾炎肾病型归属于"水肿"或"虚劳"范畴。西医治疗用激素和免疫抑制剂，虽有一定效果，但主要适用于微小病变型，对膜增殖性肾炎效果并不好。所以，激素治疗是有局限性的，而且不良反应非常大。多年来，我在临床应用中医药诊治慢性肾炎肾病型取得了一些效果，今天主要讲三个主题：水肿、蛋白尿和激素的撤减。

注：慢性肾炎肾病型病名现已不再使用，为尊重原稿，不予修改，但本讲水肿、蛋白尿、激素撤减的中医药治疗经验仍具有临床指导价值。

一、水肿的治疗

1983 年，中华全国中医学会肾病学术组在云南昆明召开了全国学术会议，在会上初步将水肿的中医辨证分型分为四型：第一种为风水相搏型，参考方剂是越婢加术汤、麻黄连翘赤小豆汤；第二种为水湿停留型，用实脾饮合参苓白术散；第三种为水湿泛滥型，处方是真武汤合济生肾气丸；第四种是瘀水交阻型，参考方是桃红四物汤合丹参散。这个内容供大家参考。

我们在治疗水肿时，根据水肿的病因病机以及预后影响，将它的辨证施治主要分为两大类：肺脾同治和脾肾同治。肺脾同治适用于水肿初起，虚中有实而又偏于实者，治在肺脾；脾肾同治法适用于病久虚多实少，治疗以扶正补虚为主，稍加分利药物。如果以上两类治法均难以取得佳效，要考虑水病与血分的关系。病程既久，络脉损伤，络瘀阻滞，会造成瘀水交阻，使得水肿难消，这种情况下就要用活血利水法。

1. 肺脾同治

肺脾同治法主要用于水肿初起，通常有呼吸道感染症状。慢性肾炎临床常因感染而反复发作。这种情况是否即为刚才所说的风水相搏型呢？在慢性肾炎肾病型中是不一定的。这是因为慢性肾炎肾病型除水肿外，还有低蛋白血症，此时套用风水相搏型的治法未必见效。风水相搏型治法适用于急性肾小球肾炎，慢性肾炎急性发作期也可以使用，通常用于水肿较重，胸水和腹水较重的情况。此时可以按照《黄帝内经》"开鬼门，洁净府"的原则治疗。"开鬼门"用麻黄、羌活、防风；"洁净府"用葶苈子、槟榔、椒目等。这是表里同治、表里分消的方法。如果体虚邪实，可以在方中加入黄芪。黄芪用于利水，见于《金匮要略》防己茯苓汤。方中以黄芪、桂枝和茯苓、防己相配，起到益气温阳利水的功效。

风水相搏型的主要症状是全身性水肿比较严重，按之无凹陷。凹陷性水肿与无凹陷性水肿的区别在于：无凹陷性水肿皮肤按之有弹性，能很快恢复，不会出现凹陷；凹陷性水肿有明显凹陷。无凹陷性水肿主要在气分，是气多水少；凹陷性水肿主要在水分，是水多气少。

风水相搏型者大便是干结的，小便不利或有涩痛感，还可见到胸闷、气急、腹胀（主要与胸水、腹水有关），或有咽喉肿痛，苔薄白或带有薄腻苔，脉细。药物采用麻黄、葶苈子、防己、茯苓、椒目、白芥子、大腹皮、槟榔、连翘、赤小豆、生姜皮。这张方子是治疗水肿表实的基本方，采用的是表里分消的办法。

加减法：如果水肿很严重，水在肌腠中，用麻黄"开鬼门"力量尚嫌不够，可以加入羌活、防风。麻黄，很多人推崇它的发汗作用，实际上它发汗的力量并不强。麻黄汤之所以能发汗是因为麻黄与桂枝相配。麻黄擅长的是宣肺利水，宣通肺气和利尿的作用比较强。所以，用麻黄解表发汗力量不够时，可以加羌活。羌活善于开毛窍，不仅发汗力强，还有镇痛作用。风寒感冒无汗而一身尽痛时，用羌活有比较好的效果。

如果患者小便短少明显，还可以加入商陆。如果增加了"开鬼门"的药物，但感觉利水的效果还是不够好，可以加用理气的药物。方中虽然用了槟榔，可是力量还不够，可以再加入川厚朴。利水方中使用理气药并不少见，比如实脾饮中就有槟榔、川厚朴和草果。为什么要用理气药呢？这是因为气能行水，气行则水行，气滞则水停。

以上讲的是水肿表实证，如果是表虚证怎么办？表虚通常会自汗，水肿往往是凹陷性的，治疗可以用黄芪、防风、白术，也就是玉屏风散。如果患者舌苔腻，可以将白术改为苍术；大便秘结可以加大黄。如果有呼吸道感染，咽喉肿痛，可以加清热解毒药物，如黄芩、白花蛇舌草、蒲公英、板蓝根、赤芍等。

如果患者小便短少，用了利尿剂效果不佳，这和膀胱气化不利有关，需要用温阳以助气化的药物，比如附子、桂枝等。如果是偏于热性的，要用滋肾通关丸，也就是知柏和肉桂。如果膀胱有湿热，小便短少涩痛，加木通、滑石、生甘草。

以上我们讲的是肺脾同治法，适用于虚中有实而又以实为主者，常用的方剂有麻黄连翘赤小豆汤、己椒苈黄丸、防己茯苓汤等。

2. 脾肾同治法

脾肾同治法适用于水肿反复发作，时重时轻，水肿难以退净，按之有凹陷者。这主要是由于低蛋白血症时血浆中白蛋白过低造成的。治疗应偏重补虚固本，酌加分利药物。这类水肿只有在血浆蛋白提高的基础上，才能消掉。一味使用利尿剂，是起不到作用的。这一点大家要心里有数。

这类患者还会有大便溏薄，小便短少，精神疲惫，腰酸腰痛，面色黧黑，畏寒怯冷，舌质淡，脉沉细。处方用药为黄芪、山药、熟地黄、细辛、当归、炙甘草、白芍、茯苓皮、熟附子、车前子、淡姜皮等。这张方子主要是以滋肾温阳为主，方子的基础是济生肾气丸和真武汤。

加减法：如伴有咽喉痛，大便秘结，口干，舌质红，脉细数，为肾阴虚，上方就要加减了，可以加用龟甲、玄参、知母、黄柏，去掉附子、细辛、当归。方子就由温阳为主变成滋阴为主了。如果患者蛋白流失非常多，经常是尿蛋白（+++）或（++++），24小时蛋白定量8g以上，患者面色萎黄、腰酸、疲乏，存在气血不足，这个时候一定要补充蛋白，方子里可以加入人参或紫河车粉或蛤蟆油。这些药物对提高蛋白、消除水肿有一定效果。如果伴有皮肤感染、湿疮，也要去掉细辛、附子等温阳药，加入地肤子、白鲜皮、苦参、忍冬藤、赤芍等。

脾肾同治法常用的方剂有济生肾气丸、真武汤、大补阴丸、贞元饮等。贞元饮是张景岳的代表方，由当归、熟地黄、甘草三味药组成。大家可能听说过金水六君煎，这张方子就是贞元饮和二陈汤的合方，适合于阴虚而又有痰湿者。我们在临床治疗水肿时，如果患者有阴虚，会在利尿剂中加入熟地黄、阿胶之类养阴的药，大家想想这是为什么？

3. 活血利水法

第三种方法是活血利水法，适用于瘀水交阻型水肿，也就是既有水又有瘀，两者交阻，使得水肿顽固，经久不退。所以，大家临床遇到水肿用各种办法仍久久不能消退的，就要考虑可能和瘀血有关。中医有"久病入络"一说，认为病久会有瘀血产生。瘀血阻滞，影响气血周流，也会阻碍水液运行，造成水邪泛滥。《诸病源候论》指出："肿之生也，皆由风邪、寒热、毒气客于经络，使血涩不通，壅结皆成肿也。"这说明血液运行不畅会引起肿胀。既然是由络脉瘀阻、水行不畅造成的水肿，治疗当然要用活血祛瘀法。《黄帝内经》说："苑陈则除之。"在活血祛瘀的基础上再加通阳利水的药物，就可以疏其气血，令其条达，水肿就容易消退了。

瘀水交阻型的症状表现是水肿比较严重，甚至阴囊、生殖器也肿得很厉害；严重的时候，皮肤发亮，里面都是水，叩之呈实音，按下去凹陷，伴有胸闷腹胀、呼吸困难、难以平卧。这些症状说明体内积聚的水非常多。患者面色无华，神情委顿，舌质淡或者青紫，脉沉细或涩。方剂用药为防己、当归、川芎、赤芍、桃仁、红花、丹参、牛膝、益母草、车前子、赤小豆，由活血药和利水药构成。

我在病房里也用过丹参注射液静脉滴注，1～2周为1个疗程，水肿可以退净。这个方法比较稳妥，临床上常用。还有一种方法，把芒硝、水蛭、虻虫等破血药物磨成粉（命名为水蛭粉），1次4.5g，开水吞服，1天2次。这两种方法任选其一，不必都用。轻的用丹参注射液，重的用水蛭粉。水蛭粉溶血、化瘀力量非常强。如果瘀血阻滞得很厉害，用水蛭粉有非常好的效果。

加减法：气滞加川厚朴、香附、大腹皮、槟榔；血瘀有寒，加桂枝、陈酒、葱、姜，这些都是通阳的。在妇科调经中也经常用到通阳，比如月经不畅、痛经，加点生姜、陈酒温通，效果很好。

瘀水交阻型水肿西医没有很好的办法，使用激素或者免疫抑制剂效果不佳。如果血液检查3P试验强阳性，胆固醇也非常高，纤维蛋白降解产物（FDP）升得非常高，说明血液呈高凝状态。西医抗凝一般用肝素，但用上去不一定有效。这个时候用水蛭粉，可能会解决问题。活血利水法的常用方剂是补阳还五汤和桃红四物汤。

二、蛋白尿的中医治疗

长期蛋白尿属于肾虚劳损阶段。1983年昆明肾脏病学术会议上把它的辨证分型分为以下几种：第一是脾肾气虚型，参考方是大补元煎、脾肾双补丸；第二是肝肾阴虚型，参考方是知柏地黄丸；第三是肾元亏虚型，是肾脏元气不足，参考方是地黄饮子、河车大造丸；第四是肾虚湿热型，主要见于尿毒症早期氮质血症阶段，参考方是大补阴丸合子淋汤；第五是肾虚瘀滞型，用的是当归祛瘀汤和山西中医研究院出的方子薏仁汤。薏仁汤里有川芎、红花、赤芍、桃仁、丹参、益母草等化瘀药。当归祛瘀汤，也就是当归加上活血药物。

当慢性肾炎肾病型患者水肿消退到一定程度，最重要的环节就是控制蛋白尿，防止蛋白大量流失。所以到了疾病后期，能否控制蛋白尿成为决定病情转归的关键。人的精血来源，主要靠脾肾。张景岳说"命门为精血之海，脾胃为水谷之海"，"脾胃为灌注之本，得后天之气也。命门为生化之源，得先天之气也"。人身所需的营养物质都靠脾胃化生，脾胃得谷气，得营养，所以说是"灌注之本，得后天之气"。命门是肾精、阴阳、气血生化之源，与先天之气有关，所以说是"生化之源，得先天之气"。这说明了命门是生化精血的来源，脾胃是生化精血的物质基础。

脾肾是生成精血的源头，蛋白质恰恰是形成精血的基本物质，血液、细胞里都有蛋白质，大量蛋白流失造成贫血就是由此引起的。持续性或反复出现的尿蛋白流失，可以反映肾脏的病理生理动态变化，治疗方法也要从肺、脾、肾三脏来考虑，下面我们分别讨论。

1. 治肺

尿蛋白流失常因上呼吸道感染而反复发作，临床表现以肺经证候为主，也就是呼吸道感染症状。这种情况应该首先治肺，治肺要突出清利解毒的办法，这是非常重要的。症状有咽喉红肿疼痛，鼻塞清涕，头胀痛，咳嗽，发热，小便不利，面足浮肿，舌质偏红，苔薄白或薄黄，脉浮数或沉数。尿常规检查主要以见到尿蛋白为主，也可以见到红细胞或者少量颗粒管型。我的处方用的是白花蛇舌草、蝉蜕、七月一枝花、蒲公英、板蓝根、玉米须、生薏苡仁、田字草、铁扫帚、鲜茅根。这是我自己的一张临床经验方，叫清利方，对呼吸道感染引起的慢性肾炎反复发作是非常有效的。

加减法：鼻塞头痛，加苍耳子、薄荷、野菊花；咽痛，扁桃体肿痛，加射干、赤芍、玄参、桔梗、生甘草；咳嗽加前胡、牛蒡子；发热加荆芥、豆豉、山栀子。

这组药物里面的变化主要是两张方子：一张是清利方，一张是温病里的银翘散。

2. 治脾

脾的功能主要是运化水谷，其特点是升清降浊。升清则输精养肺，从而实卫固表；降浊可助肾制水，并使肾气充沛而行使藏精功能。所以，治脾是调补脾肾、防治蛋白尿流失的重要环节。从症状上看，脾虚型患者常有长期蛋白尿，劳累后尿蛋白流失增加。本来可能是微量，劳动一下，走一走，蛋白尿变成一个（＋）或（＋＋）。这可以作为我们临床诊断的一个指征。此外，患者还有精神疲乏，饮食减少，运化不好，胸腹胀满，短气，面色发黄，自汗，大便溏，矢气多，舌质淡有齿痕，舌苔薄白腻，脉浮滑或沉滑。辨证属中气虚、脾气下陷，可以采用补中益气升清的办法，升提统摄。处方是升麻、党参、黄芪、白芍、防风、枳壳、炙甘草、石韦、薏苡仁、广木香、赤石脂。

刚才我介绍了很多方子，没有向同志们报告剂量。我用的量是非常大的，而且都是草药，所以有时用药锅煎有些困难。这张方子我讲讲剂量：升麻 12g，党参 30g，黄芪 30g，白芍 15g，防风 12g，枳壳 9g，炙甘草 9g，石韦 30g，薏苡仁 50g，广木香 12g，赤石脂 30g。大家看得出，方子剂量很大。为什么这么大呢？坦白地讲，是因为药物的作用不稳定，有时药用上去没效果，并不是因为药用得不对，而是剂量不够，药材质量不行。另外，新鲜草药和晒干草药的用量也相差甚远。

比如鱼腥草这味药，在呼吸道感染中经常用到，主要用于治疗肺脓疡；咳嗽、肺部有感染时，鱼腥草也是要药。严重的肺脓疡患者，如果用抗生素无法控制，可以用新鲜的鱼腥草榨汁吃，有很好的效果。不过鲜鱼腥草的用量要比干鱼腥草多一倍才行。千金苇茎汤可以治肺脓疡，里面有薏苡仁、冬瓜仁、桃仁、芦根，再加鱼腥草，这些都是治肺脓疡的要药。薏苡仁我用到 50g。这个药消蛋白尿的作用非常好。我经常把薏苡仁和薏苡仁根（米仁根）同用，米仁根清肺排脓的作用要比薏苡仁好。另外，现代研究证实，薏苡仁有抗肿瘤的作用。所以，我在肾病治疗中，差不多每张方子都用薏苡仁，特别是治蛋白尿的方子。

加减法：有血尿的加贯众、失笑散、荠菜花、地锦草、红枣。有颗粒管型的，加扦扦活。扦扦活是一种具有抗风湿作用的活血药。颗粒管型是蛋白质、红细胞凝固排泄出来的，吃扦扦活有非常好的效果。大便容易溏薄的，加黄连、炮姜、乌梅；有呕恶的，加半夏。

这张方子从脾补肺，体现了培土生金的思想。对肺脾气虚，上虚不能制下造成的蛋白流失可取得非常好的效果。我举个例子，我刚刚讲过清利方对呼吸道改善作用很好。可实际用下来，发现呼吸道症状是改善了，可蛋白尿却不见好转。这个时候，如果在清利方中加 12g 升麻、30g 党参以增强肺气的统摄力量，效果就出来了。为什么治小便的方子要用党参呢？大家都知道春泽汤，就是用五苓散加一味党参。加了党参之后，效果就大不相同了。春泽汤可以治肺气虚，不能主治节，无以通调水道引起的小便不利。加了党参之后，促进肺气的通调，小便自然畅通了。所以，中医理论"肺主通调水道"，不是一句空话，是有实际意义的。我们要知道怎么用，才能用好它。

3. 治肾

大家知道，蛋白质是人体的精华，也是肾脏真阴、真阳的基础。肾精的来源之一是"受五脏六腑之精"，所以人体最宝贵的物质最后都要去肾脏。《黄帝内经》讲

"藏精于肾"。五脏六腑的精华如果能留下来，都要储藏到肾当中。因此，肾脏之精是宝贵的，不能流失，不能随意耗散，是藏而不泻的。《黄帝内经》中"肾者，主蛰，封藏之本，精之处也"，说的就是这个道理。

那么蛋白质大量从小便中流失的机制是什么呢？是因为肾气不固，是真阴亏损的现象，也就是昆明会议上讨论的结果——肾虚劳损。这一阶段确实存在肾气衰竭，检查的结果提示慢性肾功能不全，肾的排泄功能差，清除功能降低，肌酐清除率降低。这种情况应该用补肾固摄的办法。前面我们提到治脾有升清降浊的特点，治肺有清利的特点，治肾的特点就是固摄。所以，这三个脏的治疗方法是不一样的。

这一类型主要的症状是腰酸腰痛，耳鸣如蝉，性欲减退，遗精带下，两腿痿软，面足轻度浮肿。这个时候的水肿不像肾病初期那么厉害，但只要低蛋白血症没有恢复，浮肿就不容易消失。另外，还有大便溏薄，小便清长。如果是阴虚，还可以见到咽痛咽干，失眠烦躁。舌脉，可以是舌质淡胖、脉象沉细，或舌质红、脉细数。方药用山药、熟地黄、芍药、苍术、细辛、益母草、石韦、生薏苡仁、大蓟、杜仲、补骨脂、覆盆子、胡桃肉。这张方子是补肾固摄的方法。

那么，方子里的细辛起到什么作用呢？细辛是少阴经的引经药，在方中是与熟地黄配伍使用的，比如细辛 3g，熟地黄就用 30g，可以使熟地黄补而不腻，从而帮助肾脏有吸收营养的机会。此外，细辛还能镇痛，有走窜之性。肾脏功能想要好转，是需要让它流动的，细辛就能起到这个作用。当然如果一个人阴虚很厉害，细辛也可以去掉不用。一般来说，细辛常和补阴药放在一起，相互调节，促进功效的发挥。还有一点，肾脏病在肾虚的基础上往往有腰痛、腰酸，这是肾脏病普遍的症状。细辛放在里面，可以缓解腰痛。如果能与川续断、杜仲一起用，效果会更好。

加减法：耳鸣如蝉，可以加山萸肉、枸杞子、石菖蒲、枳实，减去苍术、大蓟；舌质红，脉细数，属于阴虚的，可以加龟甲、玄参、知母、黄柏、猪脊髓，减去苍术、细辛、芍药、益母草、覆盆子；舌质淡，怕冷，脉沉细的，加温肾药如肉苁蓉、巴戟天；大便溏薄的，加附子、赤石脂，减细辛、益母草、大蓟、覆盆子；如果有喉咙痛等新感症状的，可以按治肺的方法，使用清利药物比如银翘散、清利方治疗。

关于固肾摄纳，我们还有一张方子叫固肾方。固肾方就是固摄肾气的，以青娥丸为主加味，有补骨脂、胡桃肉、杜仲等。这些药都具有收涩作用，对尿蛋白的控制也有一定效果。

上述治疗蛋白尿的方法都是常规的，按照肺、脾、肾三脏来处理的，是正治的方法，可是临床上有很多交错问题，比如肺脾同病、肺肾同病、脾肾同病，或肺脾肾三脏同病，要学会应变，善于应变。应变的方法难不难呢？其实不难！根据脏腑生理特点和病理变化的规律，随机应变，就可以解决问题。

三、撤除激素的方法

激素是西医治疗慢性肾病的常规用药，长期使用的话，不良反应非常大，涉及以下几个方面。第一，有依赖性，不能撤除。一旦撤除，病情会快速反弹，水肿和蛋白尿加重。随着病情进展，往往激素越用越多，使治疗十分被动，疾病慢性迁延。第二，使用激素后，患者抵抗力差，易于感染。感染又造成病情反复，形成恶性循环。第三，激素会引起消化道出血，不加注意的话，可能造成失血性休克，是非常危险的。第四，大量使用激素会引起库欣综合征，也就是满月脸、水牛背、药物性皮疹等。第五，使用激素后，会形成阴虚火旺的征象，如面部通红、发热、烦躁、口干、汗出、失眠等。撤除激素时如何运用中药，使病情缓解，是值得深入探索的问题。

过去我们临床用过仙茅、淫羊藿、肉桂等助阳药来替代激素，因为助阳药有兴奋皮质的作用，然而用过后发现没有达到预期效果。什么原因呢？第一个原因是患者本身抵抗力差，容易感染，温热药吃下去，会引发炎症。第二个原因是患者服用激素后有阴虚火旺的反应，不适合用助阳药。所以，用助阳药替代激素的方案是失败的，不知道同志们在临床过程中有什么体会。

后来，我改用益气滋阴清利的方法。为什么用这个办法？是临床观察得到的经验。患者阴虚火旺症状明显，辨证治疗，就使用了益气滋阴清利的办法，效果出乎意料。用药后，患者症状改善了，没那么烦躁，没那么容易出汗，夜间不兴奋，也不发热，能够睡着觉了，蛋白尿也能够消失。这就是在治疗中得到的体会，也没想到能达到这样的效果，因此就用这个方子继续治疗下去，逐步减少激素使用。我个人认为用滋阴药辅助撤除激素，效果要比助阳药物好。同志们不妨进一步探索、研究一下。

处方是生地黄、熟地黄、炙龟甲、玄参、牡丹皮、知母、黄柏、山栀子、黄连、夏枯草、米仁根、石韦、萆薢、牛膝。如果有皮疹或皮肤感染（这个病皮肤反应非常大，有很多患者有皮肤病，皮肤病发作起来蛋白尿也会增加），可以用苦参、地肤子、白鲜皮、野菊花等药物；如果皮肤湿疹有汁水的，加苍术；大便闭结的，加大黄；如果是蛋白尿与尿红细胞交替出现，或者顽固性水肿，应该考虑血瘀，照前面瘀血的办法论治。我的这个方子主要是由大补阴丸、黄连解毒汤、三妙丸三个方子变化而来。

四、慢性肾炎肾病型的治疗体会

对慢性肾炎肾病型的治疗，我还有几点体会。

1. 水肿治疗的体会

第一，水肿的治疗应重视三焦气化的调节，根据肺、脾、肾三脏的生理病理特点，制定相应的治疗原则。

治肺，应以祛邪为主，采用祛风解表的方法，一般用于水肿早期，有外感症状的阶段。此时除水肿外，还会有咽干、咽痛等卫表症状，也就是中医所说的阳水证。

治脾，要标本兼顾而尤重固本，以补虚为主，辅以泻实。因脾主运化，能转输精微，以阳气为本，所以应该用温中健脾的方法。但脾又有喜燥恶湿的特点，所以宜用辛香燥湿的药物。它表现在"实"的一方面是水湿困顿；表现在"虚"的一方面是脾阳不足。治疗可先予利水，再行补阳；也可以补中寓泻，虚实同治。

治肾，应以补虚为主。肾为水肿的病之本，对肾的治疗应慎用攻伐消克的药物。这是因为肾内寓真阴真阳，是运化、生长、收藏的源头。应根据阴阳互根的原理，在滋阴补阳中来求治疗。水肿和肾有关的，属于"阴水"范畴。

我介绍一个病案。陆某，男性，50岁，慢性肾炎肾病型，双下肢凹陷性水肿，腹水（+），服用强的松每日4粒（20mg），未见明显效果。我给予处方：黄芪、麻黄、羌活、独活、葶苈子、椒目、防己、熟地黄、苍术、见肿消、厚朴、大腹皮、槟榔、熟附子。该方服用3天，患者双下肢水肿消除，体重从75.5kg减到70kg，腰围从 90cm 降到 80cm。这张方子是标本兼顾、虚实同治的思路。方中以附子、熟地黄同用，意在平补肾中阴阳；又与麻黄同用，仿麻黄附子细辛汤之意，表里兼顾。再用黄芪、羌活、独活、槟榔治气，是因为治水必先治气，气行则水能流动起来。全方利水而不伤阴，补阴而不敛邪。

从这个方子可以看出，慢性肾炎肾病型在病机上相当复杂，大虚之中有大实存在。方中熟地黄、附子、黄芪就是针对大虚，意在扶正治本；麻黄、椒目、葶苈子针对的是大实，是攻邪治标。很多疾病实际都是如此，虚实并见，病机多端，治疗时要注意标本兼顾、虚实同治。比如，尿毒症患者肾气很虚，但同时又存在实的病理，比如有血瘀、肌酐很高、小便排不出等，这时应该补虚还是泻实？我想大家都能想到用虚实兼顾的办法。

我曾给一位患者出了个处方，方子里用到大寒的石膏、温阳的桂枝、补气的人参、泻水的防己，可以说寒热虚实都有。很多人看到这样的处方，会不以为然，认为过于杂乱，药性之间会打架，疗效不好。其实不尽然！对简单病机来讲，固然可以"寒者热之，热者寒之""虚则补之，实则泻之"，使用单一的治法。但对复杂病机来讲，寒热虚实并存，单一的治法就不能解决问题了，需要融合多种方法。我们不能认为一张方子只能攻邪或只能扶正，不能把攻邪药和扶正药放在一道。在临床上，温阳药和利水药一起、益气药和化瘀药一起，非常常见，所以不能拘泥于书本上的东西，不能本本主义和教条主义。面对患者时，要想如何去解决实际问题，思路要广，办法要多，做到灵活机动，才能体现治疗中的唯物辩证法。

第二，关于肿胀属气病、水病的问题。大家都知道病属气会胀，这种胀是很不舒服的，一定要打嗝或矢气后才感觉舒服一些，所以胀是气病。肿是皮下有水，看上去皮色发亮，按下去有凹陷，所以肿是水病。肿和胀未必没有关联，肿的同时可以伴随着胀，这个时候就要搞清楚是气病严重，还是水病严重。治疗时，治水方中一定要加行气药或理气药，治气方中也可以加入化湿利水药。张景岳的治水方就加入了小茴香、川楝子等理气药，就是希望通过气机流通使水液流动起来，加快排泄。

第三，关于瘀血的问题。瘀血是一种病理产物。肾病中瘀血的形成，与水湿内停、阳气受损、寒凝血瘀有关。正如张仲景所说，水不利者则生成瘀血。瘀血一旦形成，又可成为新的致病因素，使疾病病机更为复杂，继发新的情况。比如"血不利则为水"，血液运行不畅，阻塞水道，又可引起水病。慢性肾脏疾病就涉及这一机理。慢性肾脏病变就是肾小球先有了病理变化，基底膜发生了病变，而后发生了水肿。瘀血在其中既是病理产物，也是导致水肿的因素，所以，要用活血化瘀的方法来治疗。现代研究证实，活血化瘀药可松弛血管平滑肌，改善血流量，改善肾脏供血，还可以抗变态反应和抗感染，对肾病的治疗十分有益。

使用这个方法时，要注意一点，就是活血的同时还要治气，配合补气或行气的药物。因为气血两方面是分不开的。气能生血，也能行血。补气、行气药对改善肾功能，改善肾脏供血，都有一定作用。我们应该体会到王清任的补阳还五汤，里面黄芪用量很大，比活血药用量大得多，就说明了补气对活血很有意义。

我举一个病案。患者，男性，45岁。1982年上呼吸道感染后，出现全身高度水肿，蛋白大量流失，当时24小时尿蛋白是7.06g，血浆蛋白明显降低，曾用过大量强的松、环磷酰胺、肝素等西药治疗，没有效果。1983年3月10日住到我们医院。患者面色㿠白，胸闷，下肢水肿严重，呼吸不利，难以平卧，腹部胀满，舌质淡，脉沉细无力。服用速尿等利尿药以及肝素3个星期，水肿没能消退，且出现了恶心呕吐，食欲不振。从血液检查来看，3P试验强阳性，24小时尿蛋白11.3g，FPD是22μg/mL，总胆固醇670mg/dL，提示血液处于高凝状态。但是用肝素，水肿没有消退，我们就考虑是不是和气虚有关，使用了益气活血行水的药物，并且一切西药包括肝素、强的松、速尿都不用，只用中药来观察疗效。方子是黄芪、丹参、桃仁、红花、牛膝、益母草，除了黄芪其他都是活血化瘀药。患者还吃了我们自己配的水蛭粉，剂量是每次4.5g，1日2次。效果如何呢？服药3天后，水肿开始消退；1周以后，腿上水肿退掉，恶心呕吐减少，胃口也慢慢好了起来，再化验他的FPD从22μg下降到10.7μg/mL，24小时尿蛋白从11.3g下降到4.41g，降蛋白的效果非常显著。这个患者居住在外地，没法进行远期疗效随访，但就近期疗效看，效果是非常显著的。活血化瘀药除水蛭粉外，还可以用生蒲黄。生蒲黄具有降血脂的作用，不过活血的作用较水蛭粉弱很多。

2. 蛋白尿治疗的体会

蛋白尿我前面说过，与肺、脾、肾三脏都有关系，但特别要强调的是脾的作用。因为脾是后天之本、气血生化之源。肺气的统摄与肾气的封藏都需要脾气的上升，所以脾对全身都有调节作用，是水液代谢的重要环节，也是控制蛋白流失的关键。临床上使用健脾法治疗蛋白尿，往往能取得不错的疗效。当然治肺、治肾都是有效果的。治肺主要是使用清利药物，我们前面提到了清利方，主要用于有表证的情况。治脾重在补气升清，帮助肺气统摄蛋白，防止蛋白流失。治肾要滋阴与温阳相配，平补肾中阴阳；另外还要固肾，加强肾脏封藏功能，一般用补骨脂、覆盆子、菟丝子、金樱子、五味子、赤石脂之类的药物。但在清利方中，固肾不宜温涩，可以用白果。白果还有敛肺定喘的功效，在定喘汤里就用到了白果。最后一种手段是活血化瘀，用扦扦活、益母草、当归之类的活血化瘀药。

下面介绍一个病案。患者是商业局一位退休的姓孔的干部，65岁，1981年3月患病。患者感冒后出现下肢浮肿，20天后出现恶心呕吐，尿蛋白（++），红细胞少许，白细胞（2～3）个/HP，总胆固醇371mg/dL，白球比2.5∶2.1，甘油三酯是231mg/dL，肌酐3.4mg/dL，尿素氮46mg/dL，24小时尿白蛋白10～18g。患者肾功能受损，经治效果不佳。这个患者到我这儿看的时候，下肢凹陷性水肿非常明显，自觉非常疲乏，胃口不好，胃胀，舌苔白，脉象沉细。我辨证属于中气虚，用补中益气升清的方法，药物有升麻、党参、黄芪、防风、防己、黑大豆、米仁根、玉米须、石韦、益母草、大蓟、杜仲、补骨脂。这张方子加减吃了两个半月。查24小时尿蛋白1.2g，总胆固醇349mg/dL，甘油三酯102mg/dL，高的指标都有明显下降，有些是正常了，胃口也比较好，疗效显著。患者经随访至今未复发。这个方子就是采用治脾的方法。

3. 激素的撤减问题

激素的撤减，最困难的是激素依赖性患者。我们在长期临床实践中摸索出用温阳药物替代激素效果不好，后来用益气滋阴清利的方法治疗，效果比温阳药物好，可以控制病情反跳，激素撤减比较顺利。但也要注意，当激素撤减到一定的量，比如服用3粒时，就要减慢速度，尽量慢慢地减，这样病情容易稳定，治疗比较主动。

再介绍一个病案。患者丁某，也是商业局的干部，本来是陪姓孔的那位患者来看病的。他本身也患有肾病，看同事治得很好，自己也来找我看。他1984年2月18日入院，到6月7日出院，诊断也是慢性肾炎肾病型。患者初诊是1983年12月31日，是感冒、咳嗽、咽痛1个月之后，发生面部浮肿，尿蛋白当时是（+++），颗粒管型是（+），红细胞（4～8）个/HP，白细胞（2～3）个/HP，血压 136/80mmHg，当时的医院诊断是急性肾炎，经过青霉素、潘生丁以及中药治疗，疗效不显。患者要求出院，出院诊断是慢性肾炎肾病型。在我们医院住院后，我们做了检查，发现他除蛋白尿和腰酸，没有其他明显症状。但他强的松用量非常大，1 天要吃 65mg，也就是 13 粒，环磷酰胺每天 100mg。这个患者开始用补肾助阳的中药治疗，激素逐渐递减，由原来的每天 65mg 减少到每天 40mg，也就是 1 天8 粒。血肌酐下降到 1.41mg/dL，尿素氮 10.08mg/dL，胆固醇 280mg/dL，24 小时尿蛋白 1.43g。这个时候应该算比较好的，但是他有另外的症状出现，出现心中烦热，心烦得很厉害，夜间难以入眠，面孔通红，畏热，全身汗出，舌质红，苔薄黄，脉细数，一派阴虚火旺之象。那么我就改变了治法，给予益气滋阴、清火泻热的方法，用了黄芪、当归、生地黄、苍术、黄柏、知母、黄连、黄芩、大黄、石韦、薏苡仁、米仁根、楮实子、牛膝。方子吃下去，患者面红升火、烦热、失眠等火旺的现象改善了，激素减到每天 10mg，也就是 2 粒；停服环磷酰胺。尿常规结果：尿蛋白（＋），红细胞（0～1）个 /HP，白细胞（0～1）个 /HP。患者整体好转，于1984 年 6 月出院。出院后，患者还是在门诊治疗，到 1984 年 7 月 4 日，尿蛋白完全转阴，强的松也停服。这个患者现在很好，还在照常工作。

以上就是我治疗慢性肾炎肾病型的一些体会，请各位同道提出宝贵意见。

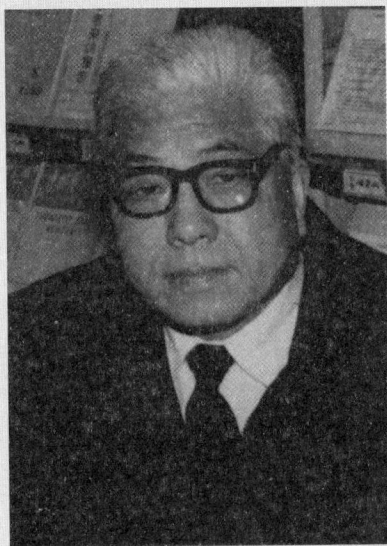

姚培发简介

姚培发（1921—1999），男，浙江余姚人。1942年7月毕业于上海中国医学院。长期从事中医内科临床、教学、科研工作。曾任上海中医学院龙华医院副院长、内科主任、中医内科教研室主任，上海市首届医疗事故鉴定委员会委员，上海市第七届人民代表大会代表，上海中医药大学、上海市中医药研究院专家委员会委员、博士生导师，全国第二批老中医药专家学术经验继承工作指导老师。1995年被评为上海市名中医。

他治学严谨，勤求古训，精研《黄帝内经》《伤寒论》，长期致力于老年病、高血压、肝病、老慢支等疾病的专题研究，遣方用药，颇有独到之处。

中医中药防治与延缓衰老

内容提要

本讲以中医药防治老年病与延缓衰老为主题。首先介绍了世界正走向老龄化，中医药在延缓衰老方面具有优势；其次介绍了历代中医学延缓衰老的重要学术思想；最后对国内延缓衰老的理论研究和实验研究进行了概要性介绍。

大家好，今天下午由我来讲防衰老的一些问题。我讲课的主题是中医学与延缓衰老。那今天我们要讲的内容一共分三个部分。一是前言；二是中医学在延缓衰老方面的学术思想与实践体会；三是近年来国内在延缓衰老方面的研究进展。

一、前言

同志们，大家都知道，健康长寿是我们人类从古至今的美好愿望。随着生产建设和科学实践的发展，人民物质文化生活水平不断提高，人的生命年限确实在不断延长。有资料分析提出，人类 20 世纪的成就之一就是寿命的延长。许多资料也证明，目前世界上有越来越多的人享有高龄。具体来讲，譬如苏联、西欧各国、美国等一些国家，他们的人均生命预期在 70 岁以上，预计在 20 世纪末，就是 2000 年的时候，这个数值还要增高。在一些工业发达的国家，近老年和老年人口的比重也显著增加。据统计预测，苏联 60 岁以上的人口占比从 1976 年的 11.8%，在 20 世纪末的时候将要上升到 17.8%，他们预计到 2025 年的时候还要上升到 20.1%，其中 80 岁以上的人口比例增长尤为显著。我们中国的情况，当然也不例外。随着经济发展、人民生活改善以及医疗卫生事业的进步，我国人口预期的平均寿命，已经从中华人民共和国成立前的 35 岁，提高到 1981 年的 67.88 岁。我们 60 岁以上的老年人口数量已经从 1953 年的四千多万，增加到 1980 年的八千多万，占我们总人口的 8%；预计到 20 世纪末，2000 年的时候，我们国家的老年人数将达到一亿三千万，占总人口数量的 11%。

在老年人口增加的同时，疾病谱也发生了变化。中华人民共和国成立初期，威胁寿命的主要是传染病。现在疾病谱发生了改变，心脑血管病、肿瘤、呼吸系统疾病等已经成为老年多发病。人口结构的改变、人口的老化问题以及老年疾病的发病率问题，这些变化带来的一系列问题，如社会问题和自然科学上的问题都要求我们去解决。最近卫生部（现国家卫生健康委员会）要求我们对老年医疗卫生工作给予足够的重视。大家知道，我们国家是世界上人口最多的国家，虽然我们的人口平均预期寿命还没有到达那些科技和工业发达的先进国家水平，但是因为我们社会主义制度的优越性，我们的生产力不断提高、医疗卫生工作不断改进、人民生活水平不断提高等各种因素，我国人口的死亡率已经从中华人民共和国成立前的 25‰左右下降到目前的 7‰以下。从这个数字来看，我们已经处于全世界低死亡率水平了。由于平均寿命的延长，老年人寿命延长，人增多了，再加上我们计划生育的推广，使人口出生率有了很大的下降。老人增多了，小孩减少了，带来的后果就是老年人口比重的日益增加，而且，可以肯定地说，我国老年人口的数量，在全世界来讲是比较多的。所以，我们开展好老年医学这门学科，就是使老年人到了七八十岁，年龄已经很大了，尽可能不要有老年病。这就是摆在我们面前的工作。如果我们的老年医学搞出什么名堂的话，对全世界来讲也是举足轻重的。因为我们国家人最多，老年人也最多，如果我们延缓衰老，使衰老进程慢一些，照样能够健康，那这个贡献就大了。所以，对于中年人要采取各种措施来延缓衰老，使他们能够健康长寿，为四化建设作出贡献。

一个国家、一个民族的兴起与消亡，强盛与落后，与人民体格的强壮、寿命的长短是息息相关的。中华人民共和国成立以前国人的平均寿命只有 35 岁。大家看一下，当时我们国家是半封建半殖民地这样一个社会。我们国家到处被压迫、被欺凌。中华人民共和国成立后，我们在改变，经济在发展，生活水平在提高，人民的寿命延长了，国家的面貌改变了。同志们，我们都是中医药工作者、中西医结合工作者，我们该怎样从中医学这个伟大的宝库中挖掘延缓衰老的知识，是摆在我们面前的一个伟大的使命，大家一起努力。

二、中医学在延缓衰老方面的学术思想与工作实践

几千年来，我们中医学对延缓衰老、防治老年病的学术思想以及实践，在古代文献里是散见的，不是系统的，但是零零落落各方面都有，所以它的历史比较悠久，而且源远流长。有些学者认为，这门学科起源于春秋，发展于西汉，成熟于宋元，补充于明清。但是有一点要声明，在古代它不叫延缓衰老，也不叫康老延龄，它是一种养生之道，叫道生。

养生这个名词起源于春秋战国时期，它的思想在先秦时期就已经有了。专门研究人长寿的学问，古代称为长寿学。譬如老子、庄子，他们都有一套理论与实践的方法。这里我也举一些例子。譬如老子说："淡然无为，神气自满，以此为不死之药。"又有："夫唯啬……是谓深根固柢，长生久视之道。"这里我不详细地解释了，大意讲一讲。譬如淡然无为，就是讲一个人要安静，要恬淡虚无，清心寡欲，这样就差不多了，神气就自满了，要把这个当作不死之药。因此，可以知道养生不一定要吃药。"啬"怎么解释呢？我们一般组词为吝啬，但这里是指节俭、不浪费，引申到医学角度来讲，就是我们要保养我们的真元，不克伐人体的身性。《庄子·养生主》里也说"缘督以为经，可以尽年"，就是要不偏不倚，也就是说我们要阴阳调和。这样就可以尽其天年，活到自然的寿命而死，不至于很早衰老而死亡。这些就是要淡泊无为，恬淡虚无，清心寡欲；就是告诉人们，我们要顺应天理。这些养生延年的思想所讲的道理是道家的养生哲学，要我们不违天理，要重视保养精气，从这一点来讲，影响是很大的。又比如庄子在《刻意》中提出的"吹呴呼吸，吐故纳新""熊经鸟伸，为寿而已矣"，这是调息引气法，实际上是中医导引法的先驱。又比如，老子提出的"天地之间，其犹橐籥乎？虚而不屈，动而愈出"以及"流水不腐，户枢不蠹"这一系列的内容，说明什么道理呢？说明一个人要运动。门户之枢经常开关是不会腐蚀的。这都是让我们要运动，不能不动。这些金玉之言奠定了运动延缓衰老这样一个理论基础。生命之要在于运动。运动使人气血畅通，促进代谢，可以长寿。古代没有"生命在于运动"的说法，但实际上几千年前，古代就有这个思想了。那么上面所讲的话和"生命在于运动"不是不谋而合吗？只是所用的

字稍有些不同而已。我们中华民族早在几千年前，就有了这样的记载，这点是我们值得自豪的。1975年，长沙马王堆三号墓出土的文物帛书造型图也可以说明，在汉魏年间，运动保健延缓衰老已经是相当普遍了。

又譬如名医华佗，他创造了五禽戏，他主张人体要劳动，"人体欲得劳动……动摇则谷气得消，血脉流通，病不得生，譬犹户枢不朽是也"。这里体现的防病治病思想在我们国家历代都有创造发明，比如八段锦、太极拳等。所以，运动用于防病治病在我们国家很早就有创造发明。

我们再看看孔子，他也主张动静结合。他认为动静结合可以长寿。"若夫智士仁人，将身有节，动静以义，喜怒以时，无害其性，虽得寿焉，不亦可乎？"

我们再看看《黄帝内经》。这本书可以说是先秦时期养生的大成，内容更丰富了。《上古天真论》《四气调神论》《生气通天论》等30多个章节都谈到了有关养生之道的内容，而且把预防思想也列入了非常重要的位置。《四气调神大论》提出了"不治已病治未病，不治已乱治未乱"。《黄帝内经》也十分关注气象因素和人体的关系，也就是天人相应的学说。它主张四时调神，节欲保精，也主张动静兼养等一整套养生规范，是我们后世防老、延缓衰老、祛病延年很好的学习内容。

唐代孙思邈，是临床家，也是理论家。他既主张静养，又主张运动，既擅长食疗和药物治疗并举，又注重修心养生。他既提倡节欲，也反对绝欲。最可贵的是他自己身体力行，实践了多种养生之法。

到了宋代，陈直在1085年写了一部《养老奉亲书》。这本书是老人饮食疗法的专著。他主张，老人有病以后，先要食治；食治未愈，然后再用药。这本书是我们祖国老年医学领域最早的一本专著，比西方的弗罗杰1724年写的《老年保健医药》要早600多年。这说明我们养生理论非常丰富，发源也是很早的。

宋元以后，特别是金元学术流派的争论，也推动了中医养生学的进展。在金元四大家中，刘河间认为气在肾之元，李东垣主张通过固护脾胃来滋养元气，朱丹溪提倡保养肾精等，都推动了养生学的进一步发展。

明代李时珍的《本草纲目》所记载的1892种药物中，明确有防老、延年作用的药物有170多种，目前我们常用的有109种。在这170多种药中，补益药为50多种，占28%左右，其中补肾药28种，健脾药13种，养心药6种。这说明益肾健脾药占有比较大的比重。

清代曹庭栋撰写了《老老恒言》。这本书专门记载了老年人的衣食住行以及防病的内容。他把民间的一些实践的养生方法编辑成医书。《老老恒言》是我国第一部较为完整的老年医学专著。

同志们，从这些例子来看，古代中医学有养生之道、延缓衰老、防止老年病等方面的重要文献，中医养生源远流长，历史悠久。古代养生文献是丰富多彩的，不胜枚举的，但仅仅以上面这些例子就足以说明中医学为我们中华民族的繁衍昌盛奠定了良好的基础，也为我们开展防治老年病的研究提供了有利条件。

三、国内对延缓衰老研究的进展

通过延缓衰老来达到抗老延龄的目的对延长生命具有重要的意义，也是生命科学重大的课题，因此受到了国内越来越多中西医工作者的重视。近年来，在延缓衰老的中医中药研究方面又有了一些新的进展。我主要讲三个方面。

1. 关于衰老原因机制的研究

天年，就是自然寿限，也就是人的生理寿命。天年是指一个人并不是因为疾病造成死亡而是自然而死亡的寿命。关于天年，国外有三种方法来计算。第一种是弗洛伦斯主张的，按照青春期的五到六倍来推算。就是说，青春期是 22 岁，人有五倍到六倍的寿命，最高的生理寿命是 110 岁到 132 岁。这是第一种推算的方法。第二种算法是由巴顿提出的。他主张按照生长期的五倍到七倍来推算。比如生长期是 20 岁到 25 岁，再乘以五倍到七倍，是 100 岁到 175 岁。第三种推算方法是哈夫里克提出的，他主张按照成纤维细胞分裂的间隔期来推算。大家知道，成纤维细胞可以分裂 50 次，每次间隔 2.4 年，那么寿命大约是 120 岁。我认为，这三种方法中的第三种比较可靠。从我们国内来看，基本上也差不多。比如说《周礼》中记载"百岁为期颐"，就是说寿命为 100 岁。在《素问·上古天真论》里面提到了天年，指出自然寿命也是 100 岁。只要是懂得养生之道的人，都可以"尽终其天年，度百岁乃去"，而且到了 100 岁仍可以动作不衰。《黄帝内经》好多地方也有相关内容。《尚书·洪范》中认为人的寿命是 120 岁。唐朝的王冰也主张是 120 岁。张仲景《伤寒杂病论》序言中也说"赍百年之寿命"，也主张是 100 岁。李东垣也讲了"人寿应百岁"。所以，从中医各家的文献研究结合历史资料来看，大家都认为人类的天年应该是 100 岁以上。国外是 100 岁到 120 岁。

在衰老的原因和理论探讨方面，也有一些学者发表了相关论文。我看了一下，大多数学者都是在《黄帝内经》知识基础上展开的。向斌、刘世春等提出，衰老的根本原因是"天癸竭，精少，肾脏衰"。他们认为中医学衰老的理论基本上都是与《黄帝内经》一致的，最重要的因素是肾气衰，三阳脉衰，尤其是阳明脉衰，再就是气化减弱与阴阳失调。

宋吟之根据《黄帝内经》中的"能知七损八益，则二者可调，不知用此，则早衰之节也"，提出早衰就是不懂得养生之道，阴阳失调，未老而先衰。可贵的是，他提出了在某种条件下，生命的进程存在着一定程度的可逆性。这是近代抗老理论的一个新的出色的思想。一般人都认为衰老不可抗拒，不可逆转，但他提出了相对的可逆性，局部的可逆可能会让我们在整体的健康上看到。如果全身都返老还童，是不大可能的；如果耳朵不好或者某个脏腑出问题，局部的可逆是可能的。他通过对《抱朴子》的研究，得出短命或长寿可能取决于精气。

岳美中认为衰老是肾精先枯，累及子脏。我们医院老年病科研究了《黄帝内经》以来的相关文献，提出衰老的原因在于精血的衰耗。精血消耗、气虚肾败导致老态出现。精血的盈亏、消耗又和肾、脾、心三脏存在密切的关系，并且有赖于元气。

陈可冀发表了很多文章，整理了《养老奉亲书》。他认为老年病病机是气血虚衰，肾阳气少，五脏气弱，脾胃虚薄。

章真如对《黄帝内经》抗老防老思想进行探讨。他认为要重视精、气、神之间的相互联系。老年人如果精、气、神充沛，就可以更加长寿，做到形与神俱，尽终其天年，度百岁乃去。因此，要采取各种措施，来保证精、气、神的充沛，才能够延缓衰老。

李振华提出，延年益寿是多方面的，早衰也是多方面综合的结果，有社会、遗传等方面的因素。这方面的文章也不少。

我也归纳了一下各方面的文章。早衰的病因病机究竟是什么？我想把它归纳一下。一方面，是违背养生之道。养生之道就是《黄帝内经》上讲的"法于阴阳，和于术数，饮食有节，起居有常，不妄作劳"。如果不懂养生之道，就要耗损人的真元。另一方面，就是禀赋不足。这是遗传性的或者先天性的。这两者都会落实到一个方面去，即"耗其真元"，也就是克伐机体的阴阳气血精神。阴阳气血精神是我们人体的真元所在。克伐机体的阴阳气血精神会造成我们脏腑里虚。脏腑里虚是以脏虚为主，这也是张仲景的思想。根据文献记载和实践体会，脏虚又以肾虚和心脾虚为主。这些的理论根据就是《黄帝内经》中讲的"不知道"，违背了养生之道，形神不俱。这是我根据各方面资料归纳的。这是要讲的第三个问题中的第一个小题。

2. 关于延缓衰老方法的研究

我们医院的老年病组通过对《黄帝内经》《备急千金要方》以及一些后世有关医家的养生方法的研究，认为延缓衰老必须采取综合的措施，提出"顺天避邪，动而中节，扶卫固本，调和营卫"十六字养生诀。总而言之，就是要设计一套顺应一年四季生、长、化、收、藏的生化规律，同时参加力所能及的运动，不要过于疲劳，不要勉力而为，饮食、房事、言语、情感等方面要节制。对于医生来说，我们在防治老年病以及延缓衰老的过程当中，要扶助他的胃气，调畅他的气血。这是我们的观点。章真如认为在抗老抗衰方面，强调人的生命活动与自然界的紧密联系，不应该违背天人相应的规律，也要注意饮食起居，要粗衣淡食，生活要朴素，不追求安逸，不贪图享乐，要适应自然界的气候变化；同时，他们突出强调了要治未病，强调了四时施治，要有适应四时的养生方法，所谓春夏养阳、秋冬养阴，要有适应五脏的一套方法。上海的董廷瑶提出要清净养心，所谓得神则昌，要养脾气，要起居有常，动静合意。这些观点方法也是很好的，其他的也没有超越这些范围。李聪甫提出，老年人气血衰老需要滋补，但用药方面不能用温热药进补，切忌参茸桂附大剂刚燥之药，应以清润补品为主，再根据体质、年龄加减变化，才没有问题。

很多文章对《素问·上古天真论》进行了探讨。《素问·上古天真论》上有一段话："虚邪贼风，避之有时，恬惔虚无，真气从之，精神内守，病安从来。"根据这一段经文，许多学者提出了从内外两个方面来进行调摄的重要原则。就是说，对于外，要顺从时令节气的变化，要避免虚邪贼风的侵袭；对内要谨守虚无，宁静淡泊。这就叫外御内守，真气旺盛。那这里就要特别讲一讲什么叫恬淡虚无？恬淡虚无本来是道家的术语，是我们医学上的引申语。道家用这个话，我们医家也用这个话。共同点就是医家和道家都认识到精神因素对于防病治病、延年益寿的重要性。这里呢，谈美心讲得很好，同样引用这个话，但是出发点和人生观不同。道家引用这句话作为长生不老、修身养性的准则，重视精神多于形体。所以，它主张超然物外，与世无争。这无疑是消极的、出世的思想。但医家不同，我们引用这句话，是入世的、有为而治的哲学思想。我们应接受道家积极的一面，抛弃道家消极的一面，就是抛弃脱离尘世、与世隔绝来修身养性的一面。另外，就是精神因素，我们作为有抱负、有理想，要为共产主义奋斗终身的同志们来讲，我们应该胸怀开阔，排除一些私心杂念，不要患得患失，这些是对健康长寿有好处的。我们医学上认为某些情感的过度反常，会扰乱大脑的功能，引起新陈代谢失调。我们中医也讲五志过极，就是喜伤心、怒伤肝、悲伤肺、思伤脾、恐伤肾，就是说五志过极能造成内脏损伤。所以，中医学特别强调精神因素对延缓衰老、防治老年病方面的特殊作用。这点我们不能忽视。

我们认为延缓衰老还是要采取一些综合措施，当然也要因人、因时、因地制宜。所以，我非常同意李振华写的《中医学与长寿之道》一文。他在这篇文章中提出的长寿之道有六个原则，这里不妨介绍给大家。第一个原则是调于四时，和于阴阳。人和大自然是密切相关的，也就是《黄帝内经》上讲的"法于阴阳，和于术数"。中医学天人相应、四气调神等学说，已有越来越多的内容被现代科学所证实。第二个原则是情志安宁，气机调达。中医常讲肝主条达。你不能气郁，气郁了也就生病了，所以情志要安宁，气机要调达。据统计，长寿的人90%以上都具有温和、开朗、乐观这样一种性格。第三个原则是动静结合，形神合一。"形与神俱，而尽终其天年，度百岁乃去。"形与神不俱，则半百而衰。这个是中医学养生的特点。动静结合的结果是什么呢？就是上面讲的形与神俱。形是指人的躯体，神是指主宰人的生命活动、思维活动。肢体活动是精神活动的反应，这两者是不能相离的，两者都要健康正常。第四个原则是调理脾胃，谨和五味。注意饮食和调理脾胃对健康长寿十分重要。所以，许多文章都强调抗衰老以脾胃为主，这不是没道理的。第五个原则是益肾固精，全真养形。这强调了肾气、肾精在长寿学上的重要性。补肾也是很重要的一条原则。我们也有很多的实践，比如用还精煎抗衰老。第六个原则是未病先防，已病防变。《金匮要略》里讲的"见肝之病，知肝传脾，当先实脾"，就是已病防变。这六条确实是对我们中医长寿之道全面的归纳与总结。我非常同意李振华的观点。这是我要讲的第三个问题的第二个部分。

3. 关于中药在延缓衰老、防治老年病方面的研究

中药是防治老年病、延缓衰老进程的重要手段之一。这方面内容很多很多，也不能一一枚举，有几个论点我讲一讲。譬如岳美中讲，人之始生，先生于精，肾精旺而后有脾胃，这就是所谓的先天生后天；人之衰老，肾精先枯，然后累及五脏，这个时候全依靠脾胃运化来吸收精微，使五脏能够滋润，才能够祛病延年，这就是后天养先天。所以，他提倡要重视脾胃。又譬如，周静正，他是妇科专家。他认为少年要治肾，中年要治肝，老年要治脾。这是根据妇女不同年龄的生理特点提出的观点。他明确提出老年妇女因为肾气衰、气血亏，完全要依靠脾气来滋养，所以，这时候应当要扶助脾气。我们医院也根据这些理论，提倡补肾抗衰老，重点也是以温肾阳、填精血为主，健脾益气养心为辅助，同时也加一些祛风活血药，这样才能使精血充盈，元气旺盛，营卫调达，达到益老延年的目的。我们常用的还精煎，就是益肾填精、延年益寿的代表方子。我们前几年的重点就是这方面的工作。还有陈孟认为老年人脏腑空虚，治疗的时候应当补虚，重视补肾或者健脾，但是有一点不能忽视，就是补肺治肺，就像李东垣所说"肺主气，肺气旺，则四脏之气皆旺，精自生而形自盛"。所以，他认为老年人肺气脆弱首当其冲，老年病应当从肺来防治，这样治中有防，寓防于治，可以体现中医治未病的思想。现在老年人呼吸系统疾病首当其冲的，威胁老年人的生命，所以，他提出治肺也不是没有理由的。

在细胞研究方面，李培武也有文章报告。他特别提倡用黄芪这味药。他说黄芪能够提高人体的免疫力，减缓人体细胞自然衰老的进程。还有一些学者，比如向林，他以家蚕为实验对象，观察了 7 味药——补骨脂、肉苁蓉、菟丝子、生地黄、玉竹、黄精、党参，此外还将黄精加补骨脂为一组，肉苁蓉加地黄为一组，进行对照观察。实验结果表明，除了地黄组以外，其余组都能够延长家蚕的全生成期，和对照组有十分显著的差异，特别是补骨脂组的结果相比对照组要延长 6%。我们医院也进行了一些动物实验。前几年，我们选择了健脾补气的四君子汤，还有益气填精的还少膏，也研究了清热解毒的龙葵，还有震灵丹。我们在老鼠身上做了实验。除了龙葵组以外，其他组对小鼠胸腺都有明显的促进作用，与对照组比较也有显著的差异。病理切片证实，增大的胸腺组织都属于正常的淋巴细胞。而且四君子汤对脾细胞中的 IgM 抗体也有一定的促进作用。初步证明了这些方药可以延缓胸腺的萎缩，具有增强细胞或者体液免疫的作用。许多学者从历代医学文献中也整理了不

少延缓衰老的中成药，也做了临床或者动物实验研究，譬如长生不老丹、七宝美髯丹、延龄固本丹、还少丹等，都具有调整阴阳、补养气血、补脾益胃、滋肾填精的功效。近年来，陈可冀团队做得很好，他们对清代的补阳方进行整理并发表了好多文章。补肾方面，他们用清宫寿桃丸来防治肾虚证候的患者，方由益智仁、生地黄、枸杞子、天冬、人参、当归等药组成，有效率达到87.9%。

当然，我们也不能忽视人参在抗衰老方面的报道。不但是在我们国内，国外也有很多人参作用的报道。当然，人参因为价格方面、药效方面等因素，不能大量使用，但是我个人体会，人参在抗衰老方面还是有一定作用的。很多学者也进行了动物实验，这方面的内容很多，这里不讲了。苏联报道人参、刺五加、五味子都有调节人体功能机制的作用。他们对苍术、桑椹、牛膝、巴戟天、当归、杜仲、地黄、菟丝子、柏子仁、石菖蒲等药物也有所报道，发现他们都具有延缓衰老的作用。这方面的药很多，不能一一详细介绍。比如说《寿世保元》里面的扶桑至宝丹，就两味药，桑叶和巨胜子，巨胜子即黑芝麻，吃这个的人可以长寿。我想这和我们的桑麻丸是差不多的。有的同志讲，凡是益寿延年的方药，都具有以下三个方面的功效。第一个，都要调整阴阳；第二个，要补益脾胃；第三个，不能忘记养肾填精。我们的复方大剂就是有这样的好处，因为一味药或者单方可能有些偏，但我们复方下去以后，就比较平和，就能调整人体的阴阳、补益人的脾胃。

此外，气功、按摩、食疗等在防治老年病方面都具有十分重要的作用，各地都有很多的报道，我就不一一列举了。如气功，研究认为可以使人体活动的耗能减少，储能增加。所以，长期练功的老年人的血压、视力、听力、记忆力等都比不练功的老年人好，说明气功对抗衰老、防治老年病也有一定价值。

综合以上看法，用中医延缓衰老、防治老年病的工作是大量的，内容也是丰富的，无论从文献整理还是临床试验，都取得了可喜的成绩，为我们今后深入研究防治老年病奠定了很好的基础。但是，我们还应当看到，我们都是重复前人的方药，泛泛而谈的比较多，总结一些规律性的东西比较少；临床与实验研究中，一些多学科、多阶层结合来总结一种方法或者一种方药的比较多，在理论上或者方法上有突破的东西比较少。

同志们，以上是我讲的内容，可以说粗浅得很，特别是所举的例子是挂一漏万，或者有些地方错误百出，请同志们指正，谢谢大家。